AF400984

MÉMOIRE

SUR LE SANG,

DANS LEQUEL ON RÉPOND A CETTE QUESTION.

Déterminer, d'après des découvertes modernes chimiques, & par des expériences exactes, quelle est la nature des altérations que le sang éprouve dans les maladies inflammatoires, dans les maladies fébriles, putrides, & dans le scorbut.

Non oportet nimis esse lætos ex analysi sanguinis temperamenta hominum diversamque indolem nos detecturos.....
Nos ideo analyses sanguinis utilitate suâ destituuntur dùm sapienter noverimus spes nostras recidere, neque plura docere quàm a naturâ discimus.

Haller, Elementorum Physiologiæ Lib. V, Sang. §. XXXIV.

Par les Citoyens PARMENTIER & DÉYEUX.

INTRODUCTION.

LE sang est de tous les fluides qui constituent la machine animale, celui sur lequel on s'est le plus exercé. Cette chair coulante, suivant l'expression d'Hippocrate, qui se coagule & se sépare dès qu'elle perd le mouvement organique qui lui donnoit la fluidité & l'homogénéité, a été, de temps immémorial, l'objet de la vénération : l'histoire même nous apprend que certains peuples superstitieux l'offroient en sacrifice pour appaiser leurs dieux irrités.

Regardé comme le siége de la force physique & morale, le principe de la vie & le réservoir de ce feu sacré, qui ne s'éteint qu'avec elle, faut-il s'étonner que le sang, chargé de remplir d'aussi importantes fonctions, soit encore employé aujourd'hui pour peindre avec énergie l'héroïsme de quelques vertus par ces expressions métaphoriques : *Je verserai jusqu'à la dernière goutte de mon sang pour la patrie ; le sang coule dans mes veines ; je le signerai de mon sang.*

Quelle que soit la diversité des êtres animés qui couvrent la surface

A

du globe, qui vivent dans l'air ou nagent dans les eaux, il semble que la nature ait adopté un seul & même plan pour la composition du sang ; en effet, le sang humain, le sang des quadrupèdes, le sang des oiseaux & des poissons ne présente pas de différences assez frappantes pour caractériser au premier coup-d'œil l'individu d'où il provient. Cette identité apparente n'a cependant pas empêché de concevoir la folle idée de rajeunir les vieillards, de ranimer les corps débiles & d'opérer des guérisons merveilleuses, en introduisant dans les veines le sang d'un animal sain, jeune & vigoureux ; on alla même jusqu'à croire que par cette intromission mécanique, on changeroit les caractères vicieux ; que le sang d'un lion, par exemple, guériroit de la poltronnerie. On vit même, dans la transfusion, l'assurance de l'immortalité, comme si la caducité & les autres infirmités humaines étoient attachées exclusivement à la qualité du sang ; comme si ce fluide, dépourvu de sa chaleur, de sa mobilité, en un mot, de sa vie, pouvoit jamais reprendre à volonté des propriétés que donne seul tout le système animal.

Malgré le ridicule de cette idée, elle trouva des partisans. L'opération de la transfusion fut d'abord pratiquée sur des animaux ; il y eut des hommes assez témérairement courageux pour s'y dévouer eux-mêmes, & il ne fallut pas moins que tous les accidens affreux, qui furent la suite de cette tentative, pour faire abandonner ce qui flattoit le plus, l'espérance de rajeunir.

A mesure que la lumière se répandit sur l'économie animale, & que les physiciens s'apperçurent, que pour mériter l'estime & la reconnoissance de leurs contemporains, il falloit diriger ses talens & ses veilles vers des objets d'un intérêt majeur, on pensa que, pour dépouiller le sang de ce merveilleux imaginaire, on devoit nécessairement essayer de pénétrer dans la composition de ce fluide par la voie des expériences ; on entrevit même la possibilité de connoître quelques-unes de ses propriétés dans l'état de santé & dans l'état de maladie, & celle d'acquérir la faculté d'en tirer des indications curatives.

Malheureusement ces vues, suggérées par le désir de contribuer aux progrès de l'art de guérir, ont été long-temps sans être secondées : d'une part, l'insuffisance des agens chimiques ; de l'autre, l'état variable du sang dans les proportions & modifications de ses parties constituantes, qui changent pour ainsi dire à tout moment chez le même sujet, sont les obstacles qui, encore aujourd'hui, malgré la masse des connoissances acquises, font croire à l'impossibilité de fixer irrévocablement la nature & les effets du sang.

Ces vérités n'ont pas échappé à la société de médecine ; mais convaincue, d'après une suite d'observations, que le sang des malades,

& celui des hommes en santé, devoit offrir des différences effentielles, elle a cru qu'il feroit utile de rechercher quelles font les parties confti-tuantes de ce fluide fur lefquelles les altérations morbifiques fe portent particulièrement. C'eft d'après ces confidérations que cette com-pagnie a défigné précifément les maladies dont elle défiroit qu'on fît connoître l'action fur le fang, en propofant au concours la queftion fuivante :

Déterminer, d'après les découvertes modernes, chimiques, & par des expériences exactes, quelle eft la nature des altérations que le fang éprouve dans les maladies inflammatoires, dans les maladies fébriles-putrides & dans le fcorbut.

Nous croyons fuperflu de faire obferver ici, qu'en nous engageant dans l'examen de cette queftion, nous avons fenti toutes les diffi-cultés qu'elle préfentoit ; & que fi nous avons effayé de la traiter, c'eft dans l'efpérance, qu'en marchant à la lueur de ceux qui nous ont précédés dans la même carrière, nous ferions affez heureux pour rencontrer ce qui auroit pu échapper à leurs recherches, & qu'il réful-teroit de nos efforts de nouveaux apperçus dont la phyfiologie tireroit quelqu'avantage.

Ce mémoire fera divifé en trois parties.

Dans la première, nous tracerons rapidement le tableau hiftorique des connoiffances actuellement acquifes fur la nature & les propriétés phyfiques du fang.

Il s'agira dans la feconde des expériences particulières que nous avons faites pour familiarifer nos organes avec l'action & les différens principes du fang en général.

Enfin, la troifième partie fera confacrée à l'examen du fang humain, provenant de fujets affectés de maladies énoncées dans le programme.

Telle eft la divifion qui nous a paru la plus naturelle d'adopter. Nous obferverons, avant d'entrer en matière, que chaque fois qu'on parlera du fang, fans défigner en même-temps l'animal qui l'a fourni, ce fera du fang de bœuf recueilli par nous-mêmes dans une boucherie. Ce fang, vu la facilité de fe le procurer abondamment, nous a fervi à caractérifer les propriétés fpécifiques de ce fluide, le plus compofé de ceux qui contribuent à la formation & au développement des animaux.

PREMIERE PARTIE.

PRÉCIS historique des connoiſſances chimiques ſur le ſang.

A peine le ſang quitte-t-il la route de la circulation pour s'échapper des vaiſſeaux qui le renferment, qu'il ſe ſépare en deux parties parfaitement diſtinctes entre elles; l'une, ſolide & rouge, appelée *caillot*; l'autre, jaunâtre & fluide, connue ſous le nom de *ſérum.*

Cette ſéparation ſpontanée du ſang auroit pu être conſidérée déjà comme une analyſe naturelle, ou au moins comme un moyen d'arriver facilement à la connoiſſance des principes de ce fluide, ſi les phyſiologiſtes, ſe flattant de les découvrir dans le torrent de la circulation, n'euſſent préféré ſoumettre ſa vîteſſe & ſa conſiſtance à la ſcience du calcul. Il faut convenir que toutes les évaluations, à cet égard, ne pouvoient manquer d'être fautives, ſur-tout d'après le peu de ſoin qu'on prenoit de déterminer l'âge, le ſexe, la conſtitution, la force & l'eſpèce des individus ſur leſquels on opéroit.

Cependant, Leuwenhok qui, par une application infatigable de plus de ſoixante années de travaux, fit, à l'aide du microſcope, tant de belles découvertes, parvint à déterminer d'une manière préciſe les figures des parties du ſang qui, juſqu'à lui, avoient toujours été regardées comme conſtamment ſphériques, & nommées par conſéquent globules. Cet obſervateur remarqua que ces globules changeoient à chaque inſtant, ſuivant les filières, à travers leſquelles ils paſſoient.

D'autres phyſiciens découvrirent enſuite que les molécules du ſang, conſidérées en particulier, ne ſont pas parfaitement rouges, mais qu'elles acquièrent une couleur plus ou moins vive, ſelon qu'elles ſe trouvent rapprochées & réunies en plus grand nombre.

On crut enfin avoir remarqué que le changement de forme de ces mêmes globules faiſoit perdre au ſang ſa couleur, & lui donnoit des propriétés nouvelles.

Entraînés par tout ce que le ſyſtême de Leuwenhok avoit d'agréable & de ſéduiſant, Guillaume Hewſon, & pluſieurs autres, établirent comme un principe certain que les molécules du ſang varioient de forme, de couleur & de groſſeur, ſuivant les eſpèces d'animaux; qu'elles étoient ſphériques dans l'homme & dans les quadrupèdes, plates & elliptiques dans les oiſeaux, dans les poiſſons & dans les amphibies; que le ſang des inſectes, ſoit aquatiques, ſoit terreſtres, contenoit des particules figurées, comme celles des autres animaux, qu'elles n'en différoient que par la couleur.

Pour avoir compté & mefuré le nombre & l'étendue des globules du fang, en connoiſſoit-on mieux ſa compoſition intrinſèque ? Il fallut donc, pour acquérir des notions vraiſemblables, recourir à des inſtrumens plus certains que le microſcope. Ce fut alors qu'on invoqua les agens chimiques ; mais au lieu de ſoulever le voile dont la nature ſembloit vouloir s'envelopper, il devient encore plus impénétrable.

Si on veut s'en convaincre, il ſuffit de ſe rappeler quelles étoient les reſſources fondamentales des chimiſtes dans un temps même où les ſciences exactes avoient fait déjà quelques progrès ; elles ſe réduiſoient à traiter le fang entier dans des appareils diſtillatoires ; du flegme, une huile, de l'ammoniac, tels étoient les produits qu'on recueilloit dans les récipiens, & on en concluoit que ces produits, joints aux ſels lixiviels & à la terre réſultante de l'incinération de la matière charbonneuſe, étoient les ſeules parties conſtituantes du fang.

Convenons cependant, pour l'honneur des chimiſtes, & particulièrement de ceux accoutumés à réfléchir ſur leurs opérations, que dès le commencement du ſiècle, on s'étoit apperçu que la diſtillation, la macération, la fermentation, & tant d'autres procédés employés alors, loin de ſervir à faire connoître les véritables parties conſtituantes des corps, n'en préſentoient réellement que les débris, & devoient néceſſairement induire en erreur ceux qui, d'après de ſemblables réſultats, vouloient tirer quelques conſéquences.

Une étude plus approfondie fit appercevoir inſenſiblement, qu'en examinant les corps par la voie de décompoſition, il s'en échappoit une partie qui pouvoit figurer dans le tableau des produits analytiques ; que les uns ſe volatiliſoient, que d'autres formoient de nouvelles combinaiſons ; qu'enfin, il en reſtoit dans les féces, ou lies, dont on ne faiſoit aucun cas.

Dans la vue de pénétrer plus ſûrement dans la compoſition du fang, au lieu de le traiter par le feu immédiat, on eut recours à d'autres moyens dont le ſuccès dut faire naître l'eſpérance d'obtenir un jour une analyſe plus complète d'un fluide qu'on ne connoîtra jamais aſſez.

D'abord, la ſaveur ſalée du fang dut faire préſumer qu'il renfermoit des ſels ; on ſe tourmenta beaucoup pour expliquer comment ils pouvoient y exiſter ; la première idée fut qu'ils s'y étoient introduits tout formés par la voie des alimens, & on ne ſoupçonna point que la nature s'étoit réſervé le droit de les produire dans le règne animal comme dans les autres règnes. Mais ce fut lorſqu'on s'occupa de déterminer la compoſition de ces ſels, que l'opinion des chimiſtes reſta long-temps partagée ; les uns vouloient que ce fût du muriate de ſoude ; d'autres prétendoient que c'étoit de l'alkali ; plufieurs enfin croyoient que ces deux matières falines étoient confondues, que leur préfence, ainfi que leur proportion, influoient d'une manière particulière fur le rôle que le fang jouoit dans l'économie animale ; il y eut même quelques auteurs qui jetèrent des doutes fur l'exiftence de ces fels , par la feule raifon que les chimiftes qui les admettoient , ne les ayant jamais obtenus que du réfidu de la combuftion du fang , il paroiffoit plus que vraifemblable que ce fluide ne les contenoit point dans l'état naturel , puifque leur développement ne fe manifeftoit qu'à la dernière violence du feu.

Cette dernière opinion paroît avoir été adoptée par Dehaën & Haller : pas une expérience , dit l'un de ces deux célèbres médecins, ne prouve qu'il exifte des fels purs & libres dans le fang ; pas un des phénomènes, propres à caractérifer l'acide & l'alkali, ne manifefte la préfence de ces deux corps.

Cependant Haller, en niant l'exiftence d'un fel lixiviel dans le fang , ne peut fe difpenfer de convenir que ce fluide a une grande propenfion à l'alkalefcence ; puifque, lorfqu'on l'évapore à une chaleur douce , l'extrait qui en réfulte donne des fignes non équivoques d'*alkalicité*.

Il étoit réfervé à Rouelle le jeune de lever tous les doutes à ce fujet, & ce fut en examinant particulièrement le *férum* , qu'il y parvint.

Après avoir reconnu que ce fluide jouiffoit de toutes les propriétés qui appartiennent à la lymphe, il remarqua qu'il verdiffoit le firop violat, & qu'en le concentrant par le fecours d'une évaporation lente, fa furface fe couvroit d'une efflorefcence faline qui, enlevée & combinée avec des acides, produifoit des fels neutres, dont la criftallifation varioit fuivant l'efpèce d'acide employé ; il vit encore que le *férum* contenoit des muriates de foude & de potaffe , & que les proportions de ces deux fels n'étoient jamais les mêmes dans toute les efpèces de fang. Enfin Rouelle , par des expériences fans nombre , fixa pour toujours l'opinion qu'il falloit avoir fur l'exiftence des fels dans le fang.

Le férum, une fois connu, il reftoit à examiner le caillot ; fa couleur rouge avoit donné lieu à beaucoup de raifonnemens.

Quelques phyfiologiftes prétendoient qu'elle étoit due à la réunion d'une certaine quantité de globules, & qu'elle difparoiffoit lorfque ces globules ceffoient d'être réunis. La grande confiance qu'on avoit dans les obfervations microfcopiques avoit fur-tout donné lieu à cette opinion, dont la fauffeté fut bientôt reconnue lorfqu'on fit attention qu'un mélange d'eau & de fang confervoit une couleur rouge, malgré que dans ce cas la réunion des globules n'exiftât plus.

Hoffman crut ensuite trouver la cause qu'on cherchoit dans l'union de l'alkali aux matières sulfureuses & spiritueuses, qu'il suppofoit exister dans le sang.

D'autres chimistes l'attribuèrent à l'action de différens sels, & surtout du nitre qui, suivant eux, se trouvoient dans l'air; & comme ils avoient observé que ces sels, ajoutés au sang, rehauffoient sa couleur & la rendoient plus pourprée, ils en concluoient qu'ils devoient produire le même effet dès qu'ils étoient introduits dans le sang par le moyen de la respiration.

Affurément, cette explication ne pouvoit pas être admise; car, ainsi que l'a observé Senac, dans son immortel ouvrage sur la structure du cœur, les sels peuvent bien augmenter la couleur rouge du sang sans la produire; & ce qui favorise un effet ne peut pas toujours en être la cause.

Différentes observations, d'après lesquelles il résulte que le sang artériel étoit toujours plus rouge & plus vif que le sang veineux; que cette couleur étoit d'autant plus exaltée que l'action des artères étoit plus violente; que le sang des jeunes gens étoit plus rouge & plus vif que celui des vieillards; toutes ces observations suffirent à quelques auteurs pour qu'ils cherchaffent la cause de la rougeur du sang dans le jeu des vaiffeaux, dans la multiplicité des globules & dans la féparation de la lymphe; mais les objections sans nombre, auxquelles toutes ces théories donnent lieu, firent bientôt fentir la néceffité de préfenter des explications plus fatisfaifantes.

Les anciens avoient vu que du sang agité à l'air libre acquéroit presque auffitôt une couleur plus rouge qu'auparavant; ce fait qui, d'abord, n'avoit pas paru fort intereffant, fixa tout-à-coup l'attention, & fit croire qu'il devoit conduire à la cause qu'on cherchoit.

Guillaume Hewson fut un des premiers qui, après beaucoup d'expériences faites avec foin, annonça que la combinaison de l'air avec le sang fuffifoit pour colorer ce fluide.

La feule difficulté étoit d'indiquer quel étoit le corps dans le sang, fur lequel l'air fe fixoit principalement pour pouvoir devenir principe colorant.

Cette difficulté fut bientôt levée dès qu'on eut reconnu que le sang contenoit du fer; alors toutes les opinions fe réunirent, & on s'accorda à regarder la combinaison du fer avec l'air comme la cause de la couleur qui, jufques-là, avoit été fi difficile à expliquer.

Si l'exiflence de l'alkali pur & libre dans le férum du sang eft véritablement une découverte due à la chimie moderne, la préfence du fer dans ce fluide pourvu de fa partie colorante, en eft une autre non moins importante.

Menghini eſt celui qui paroît avoir le mieux ſuivi la marche conſtante de la nature, relativement à la diſtribution de ce métal dans le ſang. Les expériences que ce ſavant a faites à cet égard ſont trop intéreſſantes pour que nous nous permettions de-les paſſer ſous ſilence.

Des chimiſtes, avant Menghini, avoient vu que, quand on brûloit du ſang deſſéché, on obtenoit des cendres qui contenoient du fer ; quelques-uns d'entre eux, & entr'autres Geofroy, aſſuroient que ce métal étoit l'ouvrage du feu, d'autres, comme Lemery, préten-doient qu'il ſe trouvoit tout formé dans le ſang, & que le feu ne faiſoit que le mettre en évidence, en détruiſant les corps avec leſquels il étoit mêlé; pluſieurs, enfin, croyoient que le fer étoit produit par les vaiſſeaux dans leſquels on opéroit la combuſtion du ſang.

Au milieu de toutes ces conjectures, Menghini eſſaya d'avoir le fer à part, ſans le ſecours de la calcination ni d'aucun inſtrument dont l'influénce pouvoit être ſuſpectée; en conſéquence, il fit ſécher du ſang à la chaleur de l'étuve, & la poudre qu'il obtint, ſoumiſe au barreau aimanté, devint ſenſible-à l'impreſſion magnétique.

Ce même phyſicien prouva enſuite que le fer n'eſt pas également diſtribué dans l'économie animale; que la quantité de ce métal eſt plus conſidérable dans l'homme & dans les quadrupèdes, moindre dans les poiſſons & très-petite dans les oiſeaux ; que plus une partie contient de ſang, plus il s'y trouve de fer. En effet, ſi avant d'examiner les parties ſolides, molles & fluides des animaux, on a ſoin de les dépouiller, par des lotions réitérées, de la totalité du ſang qui y eſt adhérent, elles fourniſſent moins de molécules ferrugineuſes : d'où Menghini conclut que, ni les chairs, ni les graiſſes, ni les os, mais le ſang ſeul, eſt véritablement le réceptacle du fer.

Menghini démontra encore que les préparations de fer, priſes in-térieurement, après avoir paſſé réellement & en grande partie dans les ſecondes voies, ſe combinoient pour ainſi dire avec le ſang, & y occaſionnoient différens changemens; mais qu'alors, le fer ne ſe ſéparoit plus du ſang, puiſqu'il étoit poſſible de l'enlever tout entier par le moyen de l'analyſe.

Enfin, rien de ce qui pouvoit intéreſſer à ce ſujet, n'a échappé aux recherches de Menghini; auſſi, voit-on que toutes les expériences qui ont été faites depuis (nous n'en exceptons pas même le travail que Rouelle le jeune avoit entrepris ſur cette matière) ne ſont qu'une confirmation & un développement des vérités établies dans les ouvrages de ce ſavant.

Une des parties du ſang, ſur laquelle Rouelle ſembloit avoir arrêté le plus ſon attention, étoit l'examen du coagulum, ou caillot; mais une mort inopinée vint interrompre un travail qu'il

auroit

auroit pouffé fans doute auffi loin que les autres objets qu'il a traités.

Il faut l'avouer, cependant ; cet examen exigeoit, de la part de celui qui vouloit s'en charger, des vues phyfiologiques & des connoiffances chimiques ; ces qualités fe trouvèrent réunies dans Buquet. Ce médecin, après avoir communiqué à l'académie des fciences des obfervations intéreffantes fur diverfes altérations que le fang éprouve dans fa décompofition fpontanée, a fait du caillot la matière de fes recherches.

Le caillot, fuivant Buquet, eft compofé de deux parties, la matière fibreufe & les globules fanguins. Il confidère la première comme de toutes les fubftances qui circulent dans le corps des animaux, celle qui a le plus de tendance à devenir concrète, & il penfe, qu'une fois coagulée, elle ne peut plus fe diffoudre dans l'eau ; la chaleur inférieure à celle de l'eau bouillante fuffit pour la durcir, mais elle perd en même-temps de fon volume, & fe retire fur elle-même comme le parchemin ; fi on la chauffe dans cet état, elle n'eft nullement attaquable par l'eau, l'alcohol, l'alkali fixe cauftique & aéré ; mais tous les acides, & principalement le vinaigre, la diffolvent ; cette dernière propriété eft remarquable par fon analogie avec la matière glutineufe du froment.

La partie rouge qui conftitue le caillot peut être féparée de la matière fibreufe par la fimple lotion ; alors la liqueur colorée eft transparente, ce qui annonce que la diffolution eft complète. Buquet penfe que dans cet état, à la couleur près, elle diffère peu du férum, puifque, comme ce fluide, elle eft coagulable par la chaleur, les acides & l'alcohol. Cependant, il a obfervé que quand on la brûle, elle fournit toujours une cendre brune dont la couleur, fuivant fon opinion, dépend du fer qui s'y trouve fous la forme de fafran de Mars. D'après ce dernier réfultat, Buquet a adopté le fentiment de Menghini fur la coloration du fang ; il croit auffi que la décoloration de ce fluide, dans certaines maladies chroniques, n'eft due qu'à l'abfence de ce métal, & qu'on peut reftituer la couleur par l'ufage des préparations martiales.

Un autre fait intéreffant, qui femble avoir échappé aux recherches de Buquet, c'étoit de connoître fous quelle forme le fer exifte dans le fang. Sàge l'a attribué à la combinaifon de l'acide phofphorique avec ce métal ; mais cette opinion ne femble pas avoir eu de partifans.

A l'époque où *Buquet* publia fon travail fur cette partie importante de la phyfiologie, il fe préparoit, en chimie, une révolution qui, en changeant les idées reçues fur la compofition des corps, devoit néceffairement conduire à la découverte de nouveaux moyens pour les examiner ; c'eſt alors que les chimiſtes furent convaincus que les produits fluides obtenus dans les récipients ne méritoient pas ſeuls de fixer leur attention, qu'il falloit encore diriger leurs recherches vers les parties volatiles & fugaces, dont on s'étoit ſi peu occupé.

Nous n'entreprendrons point de retracer ici les travaux immenſes auxquels ce nouveau plan d'examen a donné lieu ; les phyſiciens & les chimiſtes s'y ſont livrés avec ardeur ; leurs ouvrages, dignes de la célébrité dont ils jouiſſent, préſentent une foule de découvertes qui démontrent ſuffiſamment les ſervices qu'ils ont rendus, & que peuvent rendre ceux qui marchent à grands pas dans la carrière qui leur eſt ouverte.

Nous nous bornerons à dire que dans le nombre des ſavans qui ont examiné le ſang avec le plus de ſoins, d'après les principes de la nouvelle chimie, il en eſt pluſieurs qui, profitant des connoiſſances qu'ils avoient acquiſes, en s'exerçant ſur d'autres ſubſtances, ont cru pouvoir rendre raiſon de la formation de ce fluide, indiquer la cauſe de ſa coloration, de ſa chaleur, & des autres propriétés qui le caractériſent.

Avant de donner l'explication des phénomènes qu'offre le nouveau mode d'examiner les corps, il étoit important de bien connoître les parties conſtituantes de l'air atmoſphérique ; ces connoiſſances une fois acquiſes, on s'occupa de découvrir comment ce fluide agiſſoit pendant la reſpiration : voici de quelle manière on conçoit que les choſes ſe paſſent dans cette circonſtance.

Pendant la reſpiration, une partie de l'oxigène de l'air vital ſe combine avec le ſang veineux, dont il change la couleur pour la rendre vermeille ; une ſeconde partie de l'oxigène s'unit au carbone contenu dans le gaz hydrogène carboné du ſang veineux, & forme du gaz acide carbonique ; une troiſième partie s'unit au charbon du mucus que contiennent les poumons ; cette partie forme encore de l'acide carbonique ; une quatrième partie ſe combine avec le gaz hydrogène du ſang pour former l'eau qui s'exhale pendant la reſpiration ; le calorique que contient l'air vital décompoſé reſte uni en partie à l'oxigène ; une autre partie du calorique entre dans la compoſition du gaz acide carbonique ; une troiſième partie, enfin, produit la température pour former l'eau, par la combinaiſon des gaz hydrogène & oxigène.

Cette théorie a donné lieu à beaucoup d'objections auxquelles on a eſſayé de répondre depuis que les expériences ſe ſont multipliées, & ſur-tout d'après le travail que Fourcroy a publié ſur le ſang.

Ce célèbre chimiſte, pour examiner le ſang, s'eſt ouvert une route tout-à-fait nouvelle : c'eſt au moment où ce fluide ſort des

veines & des artères, qu'il commence fon examen ; il penfe que
la quantité de calorique, que le fang contient, contribue à fa fluidité,
puifqu'il prend la forme concrète en fe refroidiffant ; mais alors,
il s'opère une décompofition qui s'annonce par-la féparation du
férum & par le dégagement de bulles d'air, dont une partie refte
adhérente au caillot dans lequel elle forme beaucoup de cellules.

Cette décompofition fpontanée peut néanmoins être retardée ;
il n'eft queftion pour cela que d'agiter le fang au fortir de la veine ;
au moyen de cette opération, il conferve, même lorfqu'il eft refroidi, toute fa fluidité : c'eft dans cét état que Fourcroy l'a
examiné avec différens fluides aériformes. Le gaz oxigène augmenta
d'abord fa couleur rouge, qui infenfiblement devint pourprée ;
mais elle reprit fon premier état, en agitant feulement le vaiffeau
dans lequel fe faifoit l'expérience ; avec le temps, la couleur s'eft
affoiblie, & a fini par avoir celle de lie de vin.

On conçoit que ces changemens n'ont pu s'opérer fans qu'il y
ait eu une certaine quantité de gaz oxigène d'abforbé. L'air réfidu,
après l'opération, s'eft manifefté avec les propriétés qui caractérifent
l'acide carbonique qui, felon Fourcroy, doit fon exiftence à une
combinaifon du charbon du fang avec une partie de l'oxigène de l'air
vital.

La même expérience a été répétée avec du gaz hydrogène ; cette
fois, le fang a perdu promptement fon éclat, & a pris une couleur
brune ; enfuite féparé en plufieurs parties, la couleur purpurine
s'eft manifeftée ; mais elle a fini par prendre celle de lie de vin.

Les phénomènes qui fe préfentent pendant la combuftion du
fang defféché ont été auffi recueillis avec beaucoup de foin par
Fourcroy. Cette opération avoit été faite bien des fois, mais aucun
auteur, avant lui, n'en avoit donné une defcription plus exacte.

On voit, d'après les détails dans lefquels ce chimifte eft entré,
que le fang, décompofé par la chaleur & avec le contact de l'air,
donne une vapeur huileufe & ammoniacale ; enfuite du gaz acide
pruffique, puis de l'acide phofphorique, enfin de la foude, qui fe
volatilife par la chaleur.

Le fer qui fe trouve dans le réfidu eft en partie dans l'état
métallique, & fe rapproche de celui que l'on connoît fous le nom
de fer de l'île d'Elbe.

Une découverte plus importante, que Fourcroy affure avoir
faite, eft celle de la préfence de la bile dans le fang. Cette découverte, pour nous fervir des expreffions de l'auteur, confirme
une des idées des anciens fur la compofition du fang ; elle doit avoir
une influence marquée fur la phyfique animale ; & lorfqu'elle aura
été appuyée par des expériences nouvelles, elle pourra conduire à

la découverte du mécanifme des fecrétions, & particulièrement de celle de la bile. En effet, comme l'a dit *Cullen*, la doctrine des fluides animaux eſt encore une des parties de la phyſiologie la plus importante à connoître.

L'examen du férum a auſſi fourni à Fourcroy l'occaſion de découvrir la gelatine dans cette liqueur, où Rouelle & les autres chimiſtes n'avoient trouvé que de l'alkali, de l'albumen, & des fels neutres.

L'exiſtence de la gelatine ou gelée dans le fang, ſi on s'en rapporte aux écrits des anciens, paroît hors de doute ; mais en réfléchiſſant aux propriétés qu'ils lui attribuent, on ne peut ſe refuſer de croire qu'ils ne l'ayent confondue avec la matière lymphatique, qui, à la vérité, dans quelques circonſtances, ſe comporte comme elle.

Dehaën, dont l'autorité en médecine eſt d'un très-grand poids, étoit ſi convaincu de la préſence de la gelatine dans le fang, qu'il ne concevoit pas comment ce fluide pouvoit exiſter ſans elle ; mais il falloit en donner la démonſtration, & Fourcroy s'en eſt occupé.

Enfin, il a paru intéreſſant à ce chimiſte de comparer le fang du fœtus humain avec celui des adultes ; il a remarqué que le premier ne ſe coaguloit point par le refroidiſſement, mais laiſſoit ſéparer un férum qui avoit toujours une couleur rouge tirant ſur le brun. Le caillot, dont la couleur eſt auſſi d'un rouge brun foncé, n'eſt jamais très-ſolide ; mais quand on fait chauffer le fang, le coagulum qui ſe forme acquiert la même conſiſtance que celui des adultes, & prend en même temps la couleur griſâtre, tandis que le férum devient rouge.

Le caillot du fang du fœtus formé ſpontanément, expoſé à l'air libre, ne devient pas rouge complètement, comme celui des hommes qui ont reſpiré ; on n'y apperçoit que quelques filets rougeâtres : ce même caillot contient beaucoup moins de parties fibreuſes que celui des adultes ; Fourcroy penſe qu'il ne contient pas non plus d'acide phoſphorique.

La difficulté d'avoir du fang du fœtus en grande quantité, a empêché ce chimiſte de ſuivre les expériences comparatives qu'il auroit déſiré faire.

Nous venons de décrire les travaux & les vues des anciens & des modernes ſur le fang ; nous allons nous occuper, dans la deuxième partie de ce mémoire, de rendre compte de nos expériences particulières, & nous inſiſterons principalement ſur celles qui nous ont préſenté des réſultats différens de ceux obtenus par les chimiſtes que nous avons cités.

DEUXIEME PARTIE.

Expériences particulières faites sur le sang.

Nous avons dit, dans la première partie de ce mémoire, que le sang, au moment où il sortoit des vaisseaux, différoit peu, quant à la composition physique, de sa manière d'être dans les animaux vivans ; bientôt il change d'état, & sa première altération se manifeste par la perte de sa fluidité, de sa chaleur, de son odeur & de son homogénéité.

Toutes les causes énoncées, déjà connues susceptibles de faire varier la nature & les propriétés du sang, influent singulièrement sur l'odeur de ce fluide ; de-là, les sensations plus ou moins vives dont on est affecté, en approchant des malades auxquels on vient de faire une saignée, ou lorsqu'on entre dans une boucherie dont le sol est baigné par le sang d'un animal nouvellement égorgé ; cette odeur est quelquefois telle, que peu de personnes la supportent : souvent elle leur occasionne du mal-aise, & même des envies de vomir.

Cette manière d'agir, du principe odorant du sang, a fixé l'attention des chimistes ; mais il paroît que tout ce qu'ils ont fait à cet égard s'est réduit à prouver que ce principe est soluble dans l'eau, & que le fluide qui le tient en dissolution s'altère & contracte en peu de temps une odeur putride (1).

Présumant bien que ces deux propriétés n'étoient pas les seules qui appartinssent au principe odorant du sang, nous avons cherché à en découvrir de nouvelles au moyen des expériences suivantes.

1°. Dans un vaisseau rempli à moitié du sang d'un animal dont on venoit d'ouvrir les veines, on a plongé aussitôt une bougie allumée dans l'espace vide, entre la surface du liquide & l'orifice du vaisseau ; la lumière s'est soutenue de la même manière que dans l'air commun.

---

(1) Suivant la remarque de Vitoff, chaque animal a son odeur particulière, & cette odeur est différente dans chacune de ses parties ; mais il faut convenir qu'en exposant dans le même lieu du sang récemment tiré de différens animaux, il seroit difficile de juger, par l'odorat le plus parfait, quelle est son origine. Peut-être que la consistance & la couleur de ce fluide serviroit mieux à faire connoître si l'individu est jeune, adulte ou décrépit ; encore seroit-il nécessaire, pour saisir ces nuances, d'avoir des organes exercés par une longue expérience.

2°. On a introduit dans l'efpace vide d'un autre vaiffeau nouvel-
ement rempli à moitié de fang , un bocal plein d'eau de chaux ;
cet appareil, bouché exactement, n'a été ouvert qu'après un quart-
d'heure ; alors le bocal qui contenoit de l'eau de chaux a été retiré,
& cette eau n'a pas paru être plus altérée que fi l'expérience eût été
faite dans un vafe empli d'air commun.

Il paroît, d'après ces deux réfultats, qu'il n'exifte pas dans le
fang de principe fpiritueux & inflammable mêlé avec la partie
odorante , ainfi que quelques auteurs l'ont prétendu , & que la
qualité *délétère* , qu'on lui remarque lorfqu'on le refpire en grande
quantité , eft d'une nature particulière , effentiellement differente de
celle de la mofette & de l'acide carbonique , puifque les moyens
qui fervent à conftater leur préfence font infuffifans pour etablir les
propriétés du gaz qui s'échappe du fang (1).

3°. On a rempli plufieurs bouteilles d'air imprégné du principe
odorant du fang , en vidant des bouteilles qui étoient pleines d'eau
dans un baquet où l'on recevoit du fang d'un bœuf qu'on venoit
d'égorger ; ces bouteilles bouchées ont été réfervées pour les expériences fuivantes.

4°. L'air contenu dans une de ces bouteilles a été lavé , en le
faifant paffer , à diverfes reprifes , à travers de l'eau pure ; par
cette opération , il a perdu fon odeur , & l'a communiquée à l'eau.
Comparé enfuite avec l'air atmofphérique ordinaire , il n'a pas paru
en différer fenfiblement.

Ce réfultat prouve que l'affinité du principe odorant du fang avec
l'air atmofphérique eft inférieur à celle qu'il a avec l'eau , puifque
ce dernier fluide s'en empare fi avidement.

5°. On a placé à diverfes températures des bouteilles pleines
d'air imprégné du principe odorant du fang ; après plufieurs jours ,

---

(1) Dans l'opinion que le fang contenoit un principe fpiritueux qui avoit
la faculté de produire intérieurement & extérieurement des effets merveilleux ,
on a propofé une foule de moyens plus ou moins ridicules pour obtenir ce
principe , le fixer dans certains fluides , & en faire d'heureufes applications ;
mais comme l'a démontré l'expérience , on ne diftingue , dans l'odeur du
fang , que cet efprit recteur animal , particulier à chaque fecrétion. Sans
nous appefantir fur cette queftion , qui nous paroît fuffifamment éclaircie ,
nous obferverons que le plus fouvent l'état d'afphixie qu'éprouvent les perfonnes que l'on faigne , dépend plutôt de caufes morales & de l'affaiffement
qui furvient en défempliffant & déleftant les vaiffeaux , que de l'action du
gaz qui s'échappe de ce fluide ; auffi , un homme vigoureux pourra fubir ,
dans le cercle de vingt-quatre heures , vingt-quatre faignées , lorfqu'il lui
eft impoffible d'éprouver à la fois la perte de trois faignées , fans courir les
rifques de la vie.

elles ont été débouchées, & on a remarqué que l'air des bouteilles pleines, dans une température chaude, avoit une odeur défagréable, qu'on n'obfervoit pas dans celui des bouteilles qui avoient féjourné dans un endroit froid ; les lumières brûloient dans ce dernier comme dans l'air commun; mais elles s'éteignoient un peu plutôt dans l'air des premières bouteilles.

Cette expérience indique que le principe odorant du fáng eft un corps compofé, fufceptible de s'altérer, & que fon altération eft d'autant plus prompte, qu'elle fe trouve aidée par une température chaude. Il paroît que c'eft au moment où l'altération de ce même principe commence, que fe manifefte l'odeur défagréable dont on eft frappé. Au refte, il ne faut pas confondre cette odeur avec celle qui s'exhale d'une matière animale, dont la putréfaction eft complète ; car il exifte dans ce dernier cas de l'alkali volatil ou ammoniaque, qu'on ne trouve pas, ou du moins, dont nous n'avons pu conftater l'exiftence dans l'air que nous examinions.

6°. On a effayé, avec l'endiomètre, de l'air dont on avoit féparé le principe odorant du fang par des lavages ; il s'eft trouvé auffi bon que l'air commun.

Pareil effet eft arrivé avec de l'air contenu dans l'eau des bouteilles dont nous avons parlé dans la troifième expérience ; mais on a obfervé une différence fenfible, lorfqu'on a examiné le même air des bouteilles placées dans un endroit où il régnoit une température chaude ; dans ce cas, le volume d'air abforbé par le gaz nitreux a été moins confidérable, réfultat qui ne doit pas furprendre, fur-tout fi on fe rappelle ce qui a été dit dans la cinquième expérience, à l'occafion de cet air.

Nous ajouterons cependant que cette différence ne s'eft pas toujours fait remarquer, dans plufieurs expériences, avec de l'air femblable, quoique pour la faire nous euffions apporté toutes les précautions poffibles, d'où l'on pourroit conclure que les expériences endiométriques font de l'efpèce de celles fur les réfultats defquelles on ne doit pas toujours compter.

Nous n'avons examiné jufqu'à préfent le principe odorant du fang que dans fon état de combinaifon avec l'air atmofphérique ; voyons maintenant comme il fe comporte lorfqu'il eft en diffolution dans l'eau.

Pour l'obtenir en cet état, nous avons diftillé, au bain-marie, du fang nouvellement tiré de la veine de l'animal ; le fluide obtenu dans le récipient étoit tranfparent & fans couleur ; fon odeur reffembloit affez à celle que le fang exhale ; fa faveur étoit défagréable & nauféabonde. Cette liqueur, nouvellement diftillée, n'a produit aucun effet fenfible fur tous les réactifs avec lefquels on eft dans l'ufage d'examiner une eau dont on veut connoître la compofition; évaporée au bain-marie, elle n'a laiffé aucun réfidu.

Si on la conferve dans un flacon bouché, elle ne tarde pas à perdre de fa tranfparence & à devenir blanchâtre ; on apperçoit même de petits nuages fe former, qui fe raffemblent & finiffent par fe précipiter au fond du vaiffeau ; la liqueur alors a une odeur putride ; elle verdit même un peu la couleur du firop violat.

En l'expofant à un degré de chaleur capable de la faire tiédir, elle perd cette odeur & acquiert de la tranfparence ; il fe précipite en même temps un fédiment fi léger, que le moindre mouvement fuffit pour le faire monter à la furface.

Malgré les tentatives pour recueillir une certaine quantité de ce fédiment, il nous a été impoffible d'y parvenir ; & le peu que nous en avons eu ne nous a pas laiffé le pouvoir de tenter d'autres expériences que celle de le foumettre à l'action d'un charbon ardent, fur lequel il a brûlé, en répandant une odeur analogue à celle de la corne brûlée.

L'eau n'eft pas le feul fluide capable de fe charger de la partie odorante du fang ; on en a la preuve lorfqu'on diftille, au bain-marie, un mélange de fang & d'efprit-de-vin ; la liqueur obtenue n'a pas d'abord une odeur très-marquée, mais en l'étendant avec de l'eau, elle fe développe d'une manière fenfible.

L'efprit-de-vin diftillé fur du fang n'a préfenté aucun phénomène particulier ; lorfqu'on le mêle avec les réactifs, il ne donne pas non plus de réfidu par l'évaporation jufqu'à ficcité ; enfin, fa faveur n'a rien de défagréable.

En fe rappelant ce qui vient d'être dit, on voit qu'il y a une analogie entre le principe odorant du fang & l'efprit recteur des plantes, puifque l'un & l'autre affectent plus ou moins fenfiblement l'organe de l'odorat, qu'ils font volatils, fe diffolvent dans l'eau & dans l'efprit-de-vin, & que leur diffolution n'offre point d'effet fenfible lorfqu'on les effaye avec les réactifs.

On pourroit donc les regarder, jufqu'à un certain point, comme identiques, fi le principe odorant du fang ne jouiffoit pas d'une propriété particulière & bien remarquable, celle de fe décompofer promptement, d'exhaler alors une odeur défagréable & quelquefois putride.

Mais fi ce principe diffère effentiellement, par cette propriété, de l'efprit recteur des végétaux, on ne peut pas difconvenir que fon analogie avec celui des autres fubftances animales, ne foit complète ; en effet, le lait, la bile, l'urine, les mufcles, & généralement toutes les fubftances molles & fluides qui conftituent

le

le corps animal, ont chacune un principe odorant qui sert à la faire reconnoître, & dont les propriétés ressemblent au principe odorant du sang.

C'est la présence de ce principe qui, suivant notre opinion, influe singulièrement sur la décomposition des corps qui le contiennent ; ou pour mieux dire, c'est sur lui que la première altération, que subissent les substances animales, se manifeste ; il suffit, pour n'en pas douter, de faire attention à ce qui se passe dans l'air & dans l'eau qui tiennent ce principe en dissolution.

La fluidité que le sang conserve quelque temps après sa sortie des vaisseaux qui le renferment, permet qu'on l'examine avec différens agens chimiques ; les phénomènes qu'il présente alors ont été observés & décrits par la plûpart des auteurs qui ont analysé ce fluide ; & si nous nous dispensons d'insister ici sur cet ordre d'expériences, c'est que les résultats sont trop incertains pour qu'il soit possible d'en tirer des conséquences utiles.

Il n'en est pas ainsi de l'expérience de *Fourcroy*, au moyen de laquelle ce savant assure être parvenu à prouver que la bile existe dans le sang. L'importance de cette découverte nous a déterminés à la répéter, en suivant littéralement le procédé indiqué dans le mémoire où elle est consignée.

Nous avons donc fait un mélange de six livres de sang & de trois livres d'eau distillée ; après l'avoir fait bouillir, jusqu'à ce que le sang fut coagulé, voici ce qu'on a observé :

La liqueur qui s'est séparée du *coagulum* avoit une couleur d'un jaune foncé lorsqu'on la regardoit en masse ; mais en inclinant le vaisseau en différens sens & à contre-jour, elle paroissoit verdâtre, sur-tout dans les points de contact avec le vaisseau. En la rapprochant par l'évaporation, la couleur jaune a augmenté, sa saveur n'étoit nullement amère ; mais on y reconnoissoit celle de l'alkali fixe ; cette saveur est devenue plus sensible dès que la concentration de la liqueur a été portée jusqu'à la consistance d'extrait.

Cet extrait, dissous dans l'eau distillée, a présenté une liqueur claire d'un jaune foncé ; par son mélange avec les acides, elle a perdu une partie de sa transparence. L'esprit-de-vin l'a troublée complètement, & bientôt il s'est rassemblé au fond du vaisseau un dépôt formé par la réunion d'une multitude de petites pellicules, très-divisées & très-légères.

Ces expériences ne nous présentant point les produits observés par Fourcroy, il nous parut nécessaire de les répéter sur le sang de différens animaux ; mais ces nouvelles expériences ne nous ont présenté aucun des produits analogues à ceux que fournit ordinairement la bile.

C

Préfumant alors que fi le fang contenoit de la bile, le *férum* fe féparant du *caillot* devoit entraîner une partie de cette fecrétion animale, nous cherchâmes à l'y découvrir ; mais nos tentatives, à cet égard, devinrent inutiles.

Enfin, nous avons fait diffoudre deux livres environ de *caillot* dans trois pintes d'eau diftillée, & après avoir féparé, par le moyen de l'ébullition, le *magma* qui fe manifefte toujours en pareil cas, nous avons filtré & évaporé la liqueur ; fa faveur, fon odeur & toutes fes propriétés nous firent juger de nouveau qu'elle ne contenoit pas plus de bile que de *férum*.

De tout ce qui précède, il réfulte que l'exiftence de la bile dans le fang n'eft pas encore bien démontrée, & que ce feroit fans fondement qu'on voudroit regarder ce dernier fluide comme ne pouvant exifter fans cette humeur récrémentitiélle.

Il faut convenir cependant qu'il eft des circonftances où la bile peut fort bien fe rencontrer dans le fang ; par exemple dans les fujets où la plûpart des fluides qui compofent le fyftême animal, font tellement imprégnés de cette fecrétion, qu'il feroit fuperflu d'employer aucune expérience pour la démontrer. Il arrive même fouvent, d'après le rapport de quelques obfervateurs, que les humeurs muqueufes, laiteufes, quittent tout-à-coup les organes où elles ont été préparées, pour inonder la maffe du fang, & y féjournent tant que la caufe qui les y a fait refluer fubfifte ; mais alors les fujets ne fauroient être confidérés dans l'état fain ; & puifque le fang que nous avons examiné, & qui appartenoit à des animaux bien portans, ne contenoit pas de bile, nous fommes autorifés à croire que cette fecrétion n'eft pas une de fes parties conftituantes (1).

---

(1) Peut-être que les contradictions fi nombreufes qu'on rencontre dans les écrits qui traitent de l'analyfe des humeurs animales, viennent fouvent de ce que leurs auteurs ont opéré fur celles qui étoient, tantôt dans un état frais, & tantôt ayant fubi déjà un commencement d'altération fpontanée ou morbifique. L'obfervation prouve fouvent que l'inftant où l'urine, par exemple, ne donne aucun figne d'acidité ou d'alkalicité, & celui où la préfence de l'une ou de l'autre fe manifefte, font difficiles à faifir. L'époque de la journée où elle a été rendue, l'efpèce & l'âge de l'individu dont elle provient, & fur-tout, l'état de l'atmofphère, contribuent à accélérer ou à retarder les différens changemens que ce fluide éprouve ; car c'eft une vérité reconnue, que quand il fait froid, la première altération de l'urine commence par l'acefcence, qui eft bientôt effacée, dans les temps chauds, par l'alkalefcence qui lui fuccède. En général, l'urine exige beaucoup de précautions de la part de celui qui l'examine ; car on fait, qu'enfermée & retenue dans la veffie, elle s'y corrompt en peu de jours, & devient d'une puanteur infupportable. On fait encore que

Après avoir fait quelques recherches fur le fang en maffe , c'eft-à-dire avant fa coagulation , il refte à l'examiner lorfqu'il eft coagulé, c'eft-à-dire , lorfqu'il a laiffé féparer le férum ou la lymphe.

Beaucoup de médecins ont tenté diverfes expériences po r déterminer la quantité de férum contenu dans le fang ; les uns ont prétendu qu'elle eft à-peu-près égale à la moitié de la maffe qui fort des veines d'un fujet en bonne fanté ; les autres , qu'elle n'en forme tout au plus que le tiers ; mais les conftitutions admettent des variations énormes dans la cohéfion du férum avec le caillot ; de-là , l'impoffibilité d'avoir des analyfes comparatives auffi exactes qu'on pourroit le défirer.

Pour obtenir le férum pur , c'eft-à-dire avec la couleur qui lui appartient , il faut que le vafe qui contient le fang foit placé dans un lieu en repos pendant une heure au moins : le plus léger mouvement peut s'oppofer à la féparation de ce fluide.

Quoique l'analyfe du férum ait été faite avec foin , nous avons penfé qu'il falloit l'examiner de nouveau , & nous avons reconnu qu'il contient , ainfi qu'on l'a avancé , de l'eau , de l'albumen , de la gelatine , des fels neutres & de l'alkali marin , ou foude ; mais il reftoit à favoir fi ces différentes fubftances fe trouvoient combinées dans le férum , ou bien fi elles exiftoient chacune féparément en jouiffant de leurs propriétés refpectives ; cette queftion étoit d'autant plus intéreffante à traiter , que *Rouelle* , le feul des chimiftes qui s'en foit occupé avec fuccès , femble avoir augmenté les incertitudes à cet égard , en concluant que les fels , & fur-tout l'alkali , n'étoient pas combinés avec les autres parties conftituantes du fang.

On conçoit difficilement comment ce chimifte a pu prononcer auffi affirmativement ; en effet , eft-il raifonnable de fuppofer que

les avant-coureurs des maladies peuvent déjà être de nature à l'altérer , & que dans les crifes , elle doit contracter des qualités étrangères à fon état naturel. Il fuit de ces courtes réflexions , que fans adopter les prétentions ridicules des charlatans , relativement à la connoiffance des urines , dont ils ont fait une des reffources de leur empyrifme , l'étude particulière de cette humeur récrémentitielle , fous les rapports de l'état fain & de l'état malade , offrira des indications utiles aux praticiens , & pourra devenir pour eux un objet de première importance , au lieu de n'être qu'une confidération fecondaire. Peut-être auffi qu'à la faveur d'une analyfe plus approfondie des parties conftituantes de l'urine recueillie dans les différentes circonftances poffibles , & des lumières déjà acquifes fur ce fluide , parviendroit-on à procurer à l'art de guérir , la faculté de faifir , avec le fecours de quelques agens d'une application facile , la nature & les progrès d'une maladie , les changemens qu'elle fubit en parcourant fes périodes.

l'alkali fixe, qui fe trouve dans le férum en même-temps que la gelatine & l'albumen, puiffe refter à côté de ces deux fubftances, & circuler avec elles, tandis que l'expérience prouve que l'alkali fixe, mêlé avec les deux mêmes fubftances, augmente leur folubilité?

Pour en avoir la preuve, qu'on ajoute au férum nouvellement féparé, de l'efprit-de-vin déflegmé, on verra fur-le-champ le mélange fe troubler, & l'albumen fe féparer. Si on verfe de l'alkali bien pur fur cette matière ainfi féparée, on opérera auffitôt fa diffolution, & l'eau avec laquelle on la mêlera prendra de la tranfparence.

On objectera fans doute, que ce qui prouve que l'alkali fixe n'eft pas combiné avec l'albumen, c'eft que le férum verdit le firop violat, phénomène qui ne devroit point s'opérer, fi la prétendue combinaifon exiftoit.

On peut répondre, qu'il en eft de la combinaifon de l'albumen & de la gelatine avec l'alkali fixe, comme de la combinaifon des huiles avec l'alkali. On fait que le favon le plus parfait jouit encore de la propriété de verdir le firop violat ; & certainement, perfonne ne révoquera en doute, que dans le favon, l'alkali fixe ne foit combiné avec l'huile.

Peut-être objectera-t-on encore que l'analogie, entre la prétendue combinaifon de l'albumen & le favon, eft d'autant moins fondée, que cette dernière matière, foluble dans l'eau, l'eft infiniment plus dans l'efprit-de-vin, tandis que la diffolution de l'albumen, par l'alkali fixe, n'eft pas foluble dans l'efprit-de-vin, puifque ce fluide en opère la décompofition.

La réponfe à cette objection eft facile. En établiffant une analogie entre la combinaifon de l'huile & de l'alkali, d'où réfulte le favon & la combinaifon de l'alkali fixe avec l'albumen, telle que nous la fuppofons exifter dans le férum, nous fommes loin de prétendre que ces deux ordres de combinaifons doivent avoir une reffemblance parfaite. Il n'eft perfonne qui ne fache que, pour que l'analogie de deux corps comparés entre eux foit complète, il faut que les parties employées à leur formation foient abfolument les mêmes; fans cette condition, il y aura toujours une différence fenfible, qui n'empêchera cependant point que, fous d'autres rapports, il y ait une analogie marquée. Ainfi, quand on dit, par exemple, que l'acide muriatique forme un fel avec l'alkali fixe, & qu'on dit auffi que ce même acide forme un fel avec la terre calcaire, affurément, on ne veut pas établir que l'analogie avec ces deux fels foit entière, puifque l'un des deux eft conftamment déliquefcent, lorfque l'autre prend aifément la forme concrète ; mais il n'en eft pas moins vrai qu'il exiſte une ſimilitude dans la manière dont cet acide ſe combine avec l'alkali & la terre calcaire : ſous ce rapport, il y a donc une analogie entre ces deux ſels.

Il en eſt de même de la combinaiſon de l'albumen avec l'alkali, dont quelques-unes des propriétés ne diffèrent de celles du ſavon, que parce que les parties conſtituantes de ces deux corps ne ſont pas parfaitement ſemblables.

Il nous paroît d'après cela, démontré, que l'alkali fixe ſe trouve combiné avec l'albumen dans le ſérum, & qu'il ne circule pas iſolément dans ce fluide.

Sans doute, il n'en eſt pas de même des muriates de ſoude & de potaſſe. Ces ſels, qui n'ont pas une tendance à la combinaiſon comme l'alkali, peuvent être ſuppoſés faire corps à part dans le ſérum ; ainſi, l'opinion de *Rouelle*, pour ce qui les concerne ſeulement, ſemble-t-elle devoir être adoptée.

Indépendamment de l'alkali fixe qui ſe trouve combiné avec l'albumen, l'examen particulier que nous avons fait de cette matière nous a mis à portée de reconnoître qu'elle contenoit auſſi du ſoufre.

Pour en démontrer la préſence, il faut faire chauffer l'albumen dans un vaiſſeau d'argent, & lui faire éprouver, étant parfaitement deſſéché, un degré de chaleur ſupérieur à celui de l'eau bouillante : on verra bientôt le point du vaiſſeau en contact avec la matière, perdre ſon éclat métallique, & prendre une couleur noire ſemblable à celle que produit le ſoufre, chauffé ſur une plaque d'argent.

On peut même obtenir ce ſoufre à part ; il ſuffit, pour cet effet, de triturer enſemble, dans un mortier de verre, de l'albumen & quelques gouttes d'une diſſolution d'argent bien ſaturée ; en laiſſant digérer le mélange pendant un certain temps, & le faiſant enſuite chauffer, après l'avoir étendu avec un peu d'eau, on appercevra des filets griſâtres qui, peu à peu, deviendront noirs, & offriront à la partie inférieure du vaiſſeau un précipité, duquel il ſera facile d'extraire le ſoufre par les moyens uſités en pareil cas.

Enfin, ſi on fait bouillir de l'alkali fixe avec de l'albumen & de l'eau, on obtiendra une liqueur qui, filtrée & mêlée avec du vinaigre diſtillé, exhalera une odeur hépatique, ſuſceptible d'altérer la couleur & l'éclat de l'argent.

La préſence du ſoufre dans le ſérum donne lieu à différentes queſtions : Quelle peut en être l'origine ? Seroit-il un produit de l'animaliſation, ou bien, ne faut-il pas l'attribuer à la décompoſition d'un corps qui le contenoit tout formé ? Avouons-le, plus on y réfléchit, plus les difficultés s'accroiſſent pour donner une réponſe un peu ſatisfaiſante ; mais ſans nous engager dans une diſcuſſion qui nous éloigneroit néceſſairement de l'objet principal, nous nous

contenterons d'obferver qu'il s'en faut bien que l'albumen du fang
foit la feule matière animale dans laquelle fe rencontre le foufre ;
on eft déjà parvenu à l'extraire du blanc d'œuf. Nous foupçonnons qu'il
exifte également dans la bile, & nous avons la certitude que la
fubftance du cerveau en contient abondamment (1).

De toutes les fubftances contenues dans le férum, la gelatine
eft celle fur laquelle nous nous fommes particulièrement arrêtés.
Nous avons dit dans la première partie que Fourcroy en avoit fait
l'objet de fes recherches. Les expériences de ce favant chimifte,
que nous avons répétées, ne nous ayant donné que des réfultats infuffifans, nous tentâmes de nouvelles expériences, qui nous condui-
firent au but que nous cherchions à atteindre, celui de mettre en
évidence la gelatine, pourvue de toutes fes propriétés. Il faut en
convenir ; le hafard nous fervit, à cet égard, au-delà de nos ef-
pérances, & il fera facile d'en juger par ce qui fuit.

On avoit expofé à la chaleur du bain-marie, dans une capfule de
verre, dix onces environ de férum bien pur ; au lieu de retirer
le vaiffeau auffitôt après la coagulation de la partie lymphatique,
ainfi que nous avions coutume de le faire, on le laiffa féjourner
dans le bain pendant une demi-heure. En examinant enfuite la
matière que le vaiffeau contenoit, nous vîmes qu'elle étoit blanche,
& que les différentes parties qui touchoient les parois intérieures du
vafe étoient parfemées de cellules qui renfermoient une matière
jaunâtre. Nous reconnûmes auffi, à la furface de la lymphe coagulée,
une fubftance épaiffe, jaune & tranfparente, ayant toute l'apparence
d'une gelée ; nous en féparâmes une demi-once qui, foumife à
différentes expériences, préfenta les propriétés ci-après.

Mife entre les doigts, elle les poiffoit ; étendue fur le papier,
elle produifoit le même effet que la colle ; fa faveur étoit douce ;
elle fe diffolvoit aifément dans la falive & dans l'eau ; cette dernière

---

(1) On fe tromperoit fans doute, en croyant que les anciens, qui admettoient du foufre par-tout, euffent acquis la preuve qu'on a eue depuis,
que cette fubftance exiftoit réellement, non-feulement dans quelques plantes,
mais même encore dans différentes parties animales ; il eft facile de
juger qu'ils n'entendoient, par le mot foufre, qu'une matière huileufe ou
réfineufe, ayant la propriété de s'enflammer. Quoi qu'il en foit, le foufre
que l'on trouve dans la plûpart des humeurs animales leur eft peut-être auffi
effentiel que les fels moyens qui s'y trouvent auffi habituellement. Pourquoi en effet ne feroit-il pas regardé comme une de leurs parties véritablement
conftituantes, puifque, quels que foient l'état phyfique de chaque individu,
la nature & l'efpèce d'aliment dont il fe nourrit, le climat & le milieu dans
lequel il naît, fe développe & meurt, le férum du fang, ainfi que d'autres
humeurs, offrent conftamment du foufre ?

diſſolution, expoſée dans un endroit humide & chaud, n'a pas tardé à ſe recouvrir de moiſiſſure ; dans cet état, ſa ſaveur avoit quelque choſe d'acide ; avec le temps, elle eſt devenue putride.

Une autre quantité de cette matière, dépoſée dans un endroit chaud, s'eſt deſſéchée & a formé, ſur la lame de verre où elle étoit étendue, un enduit tranſparent & jaune comme du ſuccin, lequel, diſtillé enſuite à feu nu, a donné les mêmes produits que la gelée de corne de cerf.

Enfin, cette même matière, mêlée avec la ſoude cauſtique délayée dans l'eau, ne tarda point à ſe diſſoudre ; la diſſolution devint claire & tranſparente ; mais lorſqu'on voulut la ſéparer, au lieu de reparoître ſous l'état gelatineux, nous n'eûmes que des flocons blancs.

Toutes ces propriétés, abſolument les mêmes que celles qui appartiennent aux ſubſtances ſolides animales, auroient pu nous ſuffire ; mais ce ne fut qu'après avoir répété nos expériences ſur la ſéroſité du ſang de pluſieurs animaux, que ne pouvant plus nous refuſer à l'évidence, nous reſtâmes convaincus que la gelatine exiſtoit dans le ſang, & qu'elle faiſoit une partie conſtituante eſſentielle de ce fluide.

Nous croyons cependant devoir faire obſerver que la gelatine, qui ſe ſépare dans l'expérience citée, n'eſt pas la ſeule qui exiſte dans le ſang. Il eſt plus que vraiſemblable qu'une partie auſſi eſt combinée avec la ſoude cauſtique qui ſe trouve dans ce fluide ; perdant par cette combinaiſon la propriété particulière qu'elle a, de ſe préſenter ſous la forme d'une gelée, il n'eſt pas étonnant qu'elle ne reparoiſſe plus avec cette propriété dans la ſéroſité où elle eſt ainſi diſſoute. La gelatine qui ſe manifeſte à la ſurface de la ſubſtance de l'albumen coagulé, eſt donc ſeulement celle qui, n'ayant pas trouvé aſſez de ſoude cauſtique pour pouvoir être diſſoute, prend naturellement la conſiſtance épaiſſe qui lui appartient lorſqu'elle n'eſt pas combinée avec un corps étranger.

Ce qui appuie ce raiſonnement, c'eſt le phénomène que nous avons obſervé, lorſqu'on a ajouté exprès à de la ſéroſité, de la ſoude cauſtique ; dans ce cas, en faiſant chauffer le mélange, on n'a plus obtenu de gelatine ; une partie de l'albumen a auſſi été diſſoute, & le coagulum, au lieu d'être ſolide, a pris ſeulement une conſiſtance molle & pultacée.

Reſte à ſavoir maintenant ſi, dans le ſang, la ſoude, l'albumen & la gelatine ſe trouvent iſolés, & circulent ainſi enſemble ſans être combinés, ou bien, ſi la combinaiſon d'une partie ſeulement de ces ſubſtances n'a lieu que lorſqu'on opère la coagulation de la férofité par le moyen de la chaleur ; c'eft fans doute ce qui eft affez difficile à déterminer.

Après avoir conftaté l'exiftence de la gelatine dans la férofité, nous avions encore à reconnoître fi le caillot, ainfi que la matière fibreufe, examinés féparément, fourniroient également de la gelatine.

L'analogie de la matière fibreufe avec la fubftance mufculaire nous avoit d'abord fait foupçonner qu'on trouveroit de la gelatine dans cette matière. Pour favoir précifément à quoi nous en tenir, on a fait bouillir, pendant une demi-heure environ, dans de l'eau diftillée, une livre de matière fibreufe, féparée par l'agitation du fang d'un animal qu'on venoit d'égorger. La liqueur a été enfuite évaporée au bain-marie, d'abord jufqu'aux trois-quarts ; par le refroidiffement, elle n'a pas donné de gelée ; expofée après cela dans un endroit chaud, elle a continué à s'évaporer, fans jamais montrer de matière gelatineufe.

Nous n'avons pas été plus heureux dans nos recherches fur la fubftance d'un caillot que nous avions eu foin de faire égoutter & exprimer, pour le féparer autant que poffible de la férofité.

D'après cela, nous croyons que la férofité contient feule la gelatine, & qu'inutilement on la chercheroit dans les autres parties conftituantes du fang.

Nous avons reconnu auffi que la gelatine n'eft pas conflamment la même dans le fang de tous les animaux ; fouvent il nous eft arrivé, en examinant le fang de perfonnes faines & bien portantes, d'avoir trouvé des différences dans la confiftance, la couleur & la quantité de cette fubftance ; pareilles différences fe font fait remarquer dans le fang de fujets affectés de maladies.

Dès nos premières obfervations à cet égard, nous crûmes que la manière d'être de la gelatine pourroit nous conduire à reconnoître la maladie qui exiftoit dans l'individu dont nous examinions le fang ; mais des expériences faites depuis nous ont appris que les conféquences que nous voulions tirer n'étoient pas exactes, puifque, chez plufieurs perfonnes attaquées de la même maladie, les unes nous ont donné un fang dont la gelatine avoit beaucoup de confiftance, & étoit en grande quantité, tandis que la gelatine, dans le fang de plufieurs autres, étoit plus molle & en moindre quantité.

Il paroît, au refte, qu'il en eft de la gelatine comme des matières fibreufe & albumineufe, qui ne font jamais identiques dans tous les individus, & que leur état, leur manière d'être & leur quantité dépendent de mille circonftances relatives à l'organifation animale, qu'il eft impoffible au chimifte de faifir & d'indiquer.

Enfin, il réfulte de ce qui précède, que l'opinion de Fourcroy,

fur

fur l'exiftence de la gelatine dans la férofité du fang, eft celle à laquelle il faut maintenant s'arrêter, & nous nous félicitons d'avoir confirmé, par de nouvelles expériences, une découverte due à ce chimifte; découverte qui eft d'autant plus importante, qu'elle doit conduire à la vraie théorie de la formation de la fubftance mufculaire.

La furface du fang qu'on vient de tirer de la veine eft ordinairement recouverte d'une mouffe qui fe diffipe d'abord en grande partie; infenfiblement ce fluide perd de fon volume, & on voit, autour du vafe dans lequel il eft contenu, une fubftance épaiffe, qui fe retire fur elle-même en gagnant le milieu, & dont la confiftance augmente jufqu'à ce qu'elle foit dans un état comparable à une gelée. Séparée du férum dans lequel elle nageoit, elle fe laiffe divifer aifément, & préfente dans fon intérieur des lamelles qui fembleroient indiquer un arrangement fymétrique. La partie extérieure du caillot eft communément d'un rouge affez vif; la caufe de ce phénomène, obfervé depuis long-temps, eft connue; arrêtons-nous un inftant fur celle de la coagulation.

Les circonftances qui accompagnent la coagulation du fang au fortir des vaiffeaux, qui l'accélèrent, la retardent, la fufpendent ou la détruifent, ont fait naître beaucoup de conteftations; des volumes entiers ne fuffiroient pas pour contenir ce qui a été écrit à ce fujet; nous allons nous borner au fimple réfultat des expériences que nous avons fuivies, dans l'efpérance de donner une explication plus vraifemblable de cette fingulière & étonnante propriété.

Ceux qui ont prétendu que l'air empêchoit la tendance à la coagulation, affurent que, fi on tient le fang dans un vafe hermétiquement bouché, le caillot n'a pas lieu. Pour vérifier le fait, nous avons reçu du fang au fortir des veines & des artères d'un animal, dans trois flacons de même grandeur, l'un garni d'un bouchon ufé à l'émeri, l'autre d'un bouchon de liége, & le troifième fans bouchon; la coagulation s'eft opérée dans les trois vafes de la même manière & dans le même cercle de temps.

L'opinion qui attribue la coagulation du fang hors des vaiffeaux à l'action du froid, n'eft pas mieux fondée. Hewfon l'a attaquée & combattue avec fuccès par des expériences que nous avons cru utile de répéter.

Nous avons donc reçu du fang dans des bocaux plongés, l'un dans l'eau chauffée à cinquante degrés, l'autre dans l'eau froide à zéro; le troifième, enfin, dans une atmofphère à quinze degrés; le caillot s'eft formé auffi promptement & de la même manière dans les trois vaiffeaux.

Les fels neutres, mêlés au fang, s'oppofent à fa coagulation;

c'eſt encore ce qu'a très-bien démontré Hewſon. Mais ſoupçonnant que cet effet pouvoit être dû à l'agitation qu'il recommande de donner au mélange pour favoriſer la diſſolution des ſels , nous avons reçu ſix onces de ſang environ dans des bocaux , dont l'un contenoit la ſolution d'une demi-once de ſulfate de ſoude , & l'autre la ſolution d'une égale quantité de muriate de ſoude : les mélanges ont conſervé leur fluidité , & il n'y a pas eu de caillot.

Curieux enſuite de connoître ſi ce n'étoit pas la denſité du fluide , plutôt que l'action des différentes matières ſalines, qui mettoit obſtacle au rapprochement de la partie fibreuſe , & par conſéquent à la formation du caillot, nous avons reçu du ſang dans deux vaiſſeaux, dont l'un contenoit une diſſolution de gomme arabique, & l'autre une diſſolution d'amidon ; la coagulation a eu lieu dans les deux vaſes , ſoit que les liqueurs fuſſent chaudes ou froides.

La coagulation du ſang eſt donc indépendante de l'action de l'air , du chaud , du froid & de la denſité de la liqueur.

Le caillot conſerve ſon odeur & ſa conſiſtance pendant trois , quatre & cinq jours, ſur-tout quand le vaſe qui le contient n'a pas une grande ſurface , & ſe trouve placé dans un lieu frais ; car dans une température chaude, il ſe ramollit aſſez promptement ; ſon odeur alors commence à s'altérer , & finit par devenir très-déſagréable.

Si , au lieu de laiſſer le caillot ſéjourner dans le ſérum , on l'en ſépare , il ſe conſerve , & peut même ſe deſſécher tout à fait ſans s'altérer , ſur-tout en le plaçant dans un endroit chaud ; ſa couleur, dans ce cas , eſt d'un rouge très-foncé : & vers les bords , il acquiert une demi-tranſparence.

En laiſſant égoutter le caillot ſéparé du ſérum, pendant une heure environ , & le faiſant chauffer au bain-marie, il prend plus de conſiſtance , & la liqueur qui ſuinte ne diffère en aucune manière du ſérum ; elle contient autant d'albumen que celle dont la ſéparation s'eſt opérée d'abord.

Un caillot jeté dans une certaine quantité d'eau bouillante donne à ce fluide un œil laiteux ; il s'élève en même-temps à la ſurface de la liqueur une écume due à une portion d'albumen diſſoute ; le caillot alors prend une couleur brune & plus de conſiſtance.

Mis à digérer dans l'eſprit-de-vin , le caillot augmente auſſi de conſiſtance ; mais la ſéroſité qui s'en ſépare ne contient plus d'albumen.

L'eſprit-de-vin , en ſéjournant ſur le caillot, acquiert ſeulement une couleur citrine , pourvu qu'il ſoit parfaitement déflegmé ; ſon mélange avec l'eau ne change rien à ſa tranſparence.

Il n'en eſt pas de même de l'eau ; elle diviſe le caillot, ſe colore en rouge, & demeure tranfparente pendant plufieurs jours ; mais infenfiblement elle fe trouble & manifefte l'exiftence de pellicules membraneufes, dont nous parlerons dans un inftant.

Les acides agiffent d'une manière plus ou moins marquée fur le caillot, mais tous en augmentent la concrétion, parce qu'ils coagulent l'albumen, encore renfermé dans le férum qui lui fert d'excipient ; il faut cependant en excepter l'acide nitreux, qui femble au contraire en opérer la réfolution ; l'acide phofphorique & le fulfurique changent fa couleur en noir.

Le caillot qui a féjourné avec les acides n'eft plus auffi foluble dans l'eau qu'auparavant, il s'y laiffe feulement divifer & en trouble la tranfparence.

Le carbonate de potaffe & l'ammoniac diffolvent le caillot, & lorfqu'ils font l'un & l'autre dépourvus de leur acide carbonique, ils lui donnent une couleur rouge foncée ; cette efpèce de diffo-lution peut fe conferver affez long-temps fans s'altérer, il n'eft plus poffible d'en féparer ces pellicules membraneufes citées plus haut ; il femble que l'alkali, en fe combinant avec elles, leur ait com-muniqué de la folubilité.

Enfin, le caillot diftillé à la cornue donne les mêmes produits que les fubftances animales, & le charbon qui en réfulte fournit du fer, de l'alkali fixe, &c.

Nous avons fait obferver, en parlant de la propriété qu'a l'eau, de diffoudre le caillot, qu'il refte toujours en arrière une matière membraneufe, fur laquelle ce fluide n'a pas d'action. On peut la féparer aifément, & en plus grande quantité, en fe fervant d'un procédé bien fimple : il fuffit de renfermer le caillot dans un linge & de le froiffer entre les mains à diverfes reprifes dans un vafe rempli d'eau ; peu à peu la fubftance foluble fe fépare, & le réfidu eft véritablement la matière fibreufe du fang, que tant d'auteurs ont confondue avec la lymphe coagulable.

Il eft vraifemblable que, dans le caillot & le fang, cette matière exifte dans un état de divifion extrême, & qu'elle ne prend là forme qu'on lui remarque, lorfqu'on emploie le procédé qu'on vient de décrire, qu'à l'aide du mouvement qu'on a imprimé au caillot en l'agitant dans l'eau. Ce qui femble fortifier cette idée, c'eft ce qu'on apperçoit lorfqu'on agite vivement du fang au fortir de la veine ; la matière fibreufe fe fépare alors en très-grande quantité, & vient adhérer aux mains ou à l'inftrument dont on fe fert pour agiter ce fluide.

La manière dont on retire la matière fibreufe, dans l'expérience que nous venons de rapporter, peut fervir à expliquer comment elle fe fépare fpontanément dans les corps animés. Suivant la plûpart des physiologistes, cette matière est destinée à former & à réparer la substance des muscles. Si cela est, comme tout porte à le croire, on peut concevoir que le sang, qui pendant l'acte de la circulation est dans un mouvement continuel, tend, d'après cela même, à se dépouiller à chaque instant de sa matière fibreuse, à la déposer en plus ou moins grande quantité, & plus ou moins promptement, suivant que son mouvement est rapide ; ce qu'il y a de certain, c'est qu'on la retrouve toute entière dans le corps charnu, & que, lorsqu'elle en est séparée, elle ne diffère pas sensiblement de celle que fournit le sang qu'on a agité au sortir de la veine.

Une circonstance à laquelle nous croyons qu'on n'a pas fait assez d'attention, est l'influence de la matière fibreuse sur la formation du caillot ; il semble cependant que la propriété du sang, de rester fluide, lorsque par le mouvement on en a séparé cette matière, devoit naturellement conduire à penser qu'elle contribuoit à opérer le rapprochement de la substance qui constitue le caillot. Mais quelle est la cause qui opère ce phénomène, si digne d'intéresser les observateurs ? Sans vouloir prétendre avoir été assez heureux pour saisir la nature sur le fait, voici comment nous pensons que les choses s'exécutent.

Tant que le sang reste fluide & homogène, il peut être considéré comme étant encore doué du mouvement vital. La partie fibreuse qu'il contient, & qui se trouve disséminée dans toute la masse, jouit d'une sorte d'irritabilité ; mais à mesure qu'elle s'éloigne du moment où le sang qui la contient est sorti des vaisseaux, elle perd de son mouvement ; enfin, elle arrive à l'instant où le principe vital l'abandonne tout à fait ; c'est alors qu'elle peut être considérée comme dans un état de mort, & c'est précisément alors que, conservant encore pendant quelques secondes le mouvement de la palpitation des chairs expirantes, elle se contracte sur elle-même, réunit, comme le feroit un rézeau, une partie de la matière qui l'environne ; & que s'unissant à elle, elle la retient & lui communique cet état de gelée tremblante, dont les propriétés extérieures en ont toujours imposé sur sa véritable formation.

Nous avons d'abord cru avec des auteurs célèbres, même très-modernes, que la coagulation du sang hors des vaisseaux étoit due à la cessation de la chaleur naturelle, & nous nous étions déterminés d'autant plus volontiers à adopter cette opinion, que c'est principalement lorsque ce fluide est entièrement refroidi, que la totalité du sang est sous forme de caillot, comparable sous certains rapports avec la gelée des fruits. On en a conclu, d'après quelques propriétés de celle-ci, que le sang se prenoit & se figeoit à la faveur du refroidiffement & du repos. Mais la lecture réfléchie de la differtation d'Hewfon, & la néceffité où nous nous fommes trouvés de fréquenter les boucheries pour nos expériences, ne nous permettent plus de douter que le fang, dans fa féparation & dans fa coagulation, ne fuit nullement les lois du refroidiffement, & que le repos & le mouvement font les deux grands moyens pour opérer ou empêcher cette décompofition. L'auteur anglois, que nous citons, a fait d'autres recherches intéreffantes ; il a, par exemple, examiné le fang à mefure qu'il coule en divers temps d'un animal qu'on faigne jufqu'à la mort, & a très-bien obfervé que celui qui fort immédiatement, après avoir ouvert la veine, exigeoit plus de temps pour fe coaguler, que celui qu'il recevoit plus tard.

Cette obfervation eft facile à vérifier dans une boucherie ; le premier jet du fang d'un bœuf qu'on égorge eft très-fluide ; mais à mefure que les vaiffeaux perdent de leur reffort, que l'action organique s'affoiblit, & que la vie s'échappe, le fang acquiert plus de confiftance, & fort pour ainfi dire coagulé, c'eft-à-dire mort, lorfque l'animal expire. Si c'étoit à la perte du calorique que fût due la coagulation, comment expliquer ce qui fe paffe dans ces cavités, où le fang épanché fe trouve tout coagulé, & où la chaleur eft infiniment confidérable ? Mais quelle que foit la température, la coagulation s'exécute dans le même efpace de temps, fi le mouvement & l'action des fels ne viennent tout-à-coup divifer, détruire l'irritabilité vitale de la matière fibreufe, & la tuer ; le fang alors n'offre plus qu'un liquide, qu'aucun moyen connu ne fauroit rappeler à l'état de caillot.

Dans les animaux dont le fang renferme une plus grande quantité de matière fibreufe, le rapprochement de cette matière fe fait d'une manière uniforme & régulière ; c'eft ce qu'on remarque dans le fang de bœuf, dont le caillot ne fe divife très-bien que dans certains fens, & toujours fous forme de lames. Si on fépare une ou plufieurs tranches d'un caillot de cette efpèce, on peut, en les lavant dans l'eau, parvenir à féparer la totalité de la matière foluble, tandis que la partie fibreufe décolorée reftera feule en préfentant une forte de tiffu très-délié.

Après avoir préfenté nos idées fur la formation du caillot, nous allons paffer à l'examen de la matière colorante.

Pour l'obtenir, nous avons renfermé dans un fac de toile ferrée, du caillot nouvellement formé ; il a été lavé dans de l'eau diftillée, jufqu'à ce que la matière fibreufe fût complètement féparée. L'eau des lavages a été chauffée enfuite au bain-marie ; bientôt on a vu une matière épaiffe d'un rouge très-foncé, venir nager dans le fluide qui, auparavant, la tenoit diffoute ; on l'a féparée par le moyen du filtre , & expofée à l'action d'une forte preffe , pour la priver de toute fon humidité ; elle n'avoit plus alors de continuité, mais elle s'écrafoit aifément fous les doigts , & fe réduifoit en poudre ; dans cet état , elle n'avoit ni odeur , ni faveur fenfible ; en l'expofant à l'air, ou à une douce chaleur, elle eft devenue d'une couleur noire très-décidée.

L'efprit-de-vin , mis en digeftion fur cette matière , ne fe colore pas fenfiblement : tous les acides affoiblis avec l'eau n'ont pas d'action fur elle ; mais lorfqu'ils font concentrés, ils la décompofent & la réduifent en une forte de charbon ; cet effet fe manifefte beaucoup plus énergiquement , fi on a recours à la chaleur.

L'æther vitriolique prend d'abord une teinte rougeâtre avec cette matière ; mais il la laiffe bientôt fe précipiter , & ne conferve plus qu'une légère couleur jaunâtre , qui elle - même difparoît affez promptement.

Il en eft de même de l'huile graffe bouillie un moment fur cette matière.

Les alkalis fixes & volatils ont auffi peu d'action fur elle , mais la diffolution s'opère fenfiblement quand ces alkalis font cauftiques & aidés par la chaleur.

Si on diftille cette même matière à la cornue , on en obtient des produits femblables à ceux que fourniffent le férum , la matière fibreufe & le fang entier , lorfqu'ils font foumis à cette opération.

D'après ce qui vient d'être expofé , on voit que cette matière , que le feu a coagulée, n'eft, à proprement parler , que l'albumen du férum combiné avec la partie colorante.

En effet , on conçoit facilement que la matière albumineufe doit faire partie de fa compofition , puifque c'eft au milieu d'un fluide rempli d'albumen , que le caillot fe forme , & que celui-ci, divifé & mis à égoutter dans une paffoire , donne un férum égal pour les propriétés chimiques à celui qui a été d'abord féparé lors de la formation du caillot ; fans doute que , pour en avoir la preuve , il auroit fallu pouvoir ifoler l'albumen de la fubftance teignante qui le colore en rouge ; mais les expériences faites dans cette vue n'ont pas eu le fuccès qu'on attendoit.

L'infuffifance des moyens chimiques à cet égard nous avoit d'abord fait foupçonner que le corps qui lui étoit ajouté , d'où réfultoit fa couleur, pouvoit bien lui-même n'être pas coloré , & que la rougeur du fang n'étoit produite qu'à l'inftant de la combinaifon de ce corps avec la fubftance du caillot ; dans ce cas , il nous paroiffoit qu'il pouvoit bien en être de la couleur de ce fluide , comme de celle de beaucoup d'autres corps , dont la couleur ne dépend nullement d'une matière colorée qui s'eft unie à eux & qui les a teints , mais de la combinaifon d'un principe particulier avec leur bafe : tels font le précipité rouge , le minium , le précipité perfe. Lorfqu'on vient à rompre cette combinaifon par un moyen quelconque , auffitôt la couleur difparoît , fans pour cela qu'on puiffe dire , que l'agent employé pour opérer la décompofition , fe foit emparé du principe colorant. Ainfi , par exemple , fi pour faire du minium & du précipité perfe , il faut le concours du plomb & du mercure avec l'oxigène ; certainement , lorfqu'on décolore ces deux corps , n'importe par quel agent , on ne peut pas dire qu'ils ayent perdu leur matière colorante , puifque l'oxigène feul ne peut pas produire la couleur rouge du précipité perfe & du minium fans le concours du plomb & du mercure. Or , fi ces deux fubftances métalliques font féparément auffi néceffaires que l'oxigène , pour donner l'exiftence à la couleur rouge , ils ne font donc pas plus principe colorant l'un que l'autre.

Cette idée fur la coloration du fang , que nous avions d'abord adoptée , fut bientôt abandonnée , lorfqu'en confultant les opinions de differens auteurs , nous vîmes que celle qui en attribuoit la caufe au fer que ce fluide contient , avoit beaucoup de partifans , fur-tout depuis qu'il eft prouvé que le fer , introduit dans le fyftême animal par le moyen des médicamens , exaltoit fingulièrement la couleur du fang , & la lui reftituoit même lorfqu'il l'avoit perdue.

Il eût été encore à défirer que , par une fuite d'expériences entreprifes fur le fang , lorfqu'il fort des vaiffeaux qui le contenoient dans l'animal , & quelque temps après qu'il eft forti , on eût pû confirmer ce que les obfervations des médecins fembleroient avoir établi ; mais il paroît qu'on s'eft plus occupé de rechercher le fer dans le fang , que de déterminer précifément l'état où il fe trouve dans ce fluide. Nous ne pouvons nous difpenfer d'ajouter que les obfervations de *Menghini* & de *Galeati* n'ayent été à cet égard la fource où font venus puifer ceux qui ont voulu traiter la queftion fous ce point de vue.

Comme il ne manque rien à la démonftration du fer dans le fang, nous nous fommes bornés à une feule expérience , qui prouve que le concours du feu eft abfolument inutile pour en manifefter la préfence ; il fuffit de mêler au fang un peu de poudre de noix de galle : le mélange devient , en moins de deux fois vingt-quatre heures , d'un noir foncé. D'ailleurs , le fang expofé à un degré inférieur à celui de l'eau bouillante , fe coagule , & le coagulum , mis à la preffe & féché à l'air , donne au barreau aimanté des preuves non équivoques de l'exiftence du fer.

Mais en interrogeant les phénomènes chimiques , nous croyons avoir trouvé la folution du problème fur la coloration du fang : nous allons effayer de la préfenter.

Puifque le fer exifte dans le fang, il ne peut s'y trouver que dans l'état métallique, ou celui d'oxide, ou combiné avec un acide, & par conféquent dans l'état falin, ou bien, enfin, combiné avec un corps qui, fans être acide, eft fufceptible de former avec lui une union qui lui donne la propriété d'être foluble dans les fluides aqueux ; c'eft d'après ce raifonnement que nous dirigeâmes nos recherches.

Nous reconnûmes bientôt que le fer n'exiftoit dans le fang, ni fous l'état métallique, ni fous celui d'oxide ; car fi l'on pouvoit fuppofer qu'il fe trouve dans l'un de ces deux états, il faudroit qu'il fût fufpendu au moyen d'une divifion extrême ; mais alors, telles divifées que fuffent fes molécules, on conçoit qu'il feroit facile de les raffembler ; il ne s'agiroit que d'étendre le fang avec de l'eau, & de le paffer à travers un papier ferré, ou bien de conferver la liqueur dans un endroit frais & tranquille ; les molécules du métal étant décidément plus pefantes, le liquide, qui d'abord les tenoit fufpendues, finiroit par les dépofer au fond du vaiffeau. Lorfque nous avons eu recours à ces deux expédiens, nous n'avons trouvé le fer, ni fur le filtre, ni au fond du vafe.

Les tentatives que nous avons faites enfuite pour reconnoître le fel martial, qu'on pouvoit foupçonner que le fang devoit contenir, ont été infructueufes, & nous nous fommes arrêtés, lorfque nous avons fait attention que l'alkali fixe, dont l'exiftence eft fi bien démontrée dans le fang, doit s'oppofer à celle de cette fubftance faline que nous cherchions.

C'eft en nous rappelant alors les différentes propriétés de l'alkali fixe, & fur-tout celle dont il jouit, de pouvoir diffoudre le fer lorfque ce métal eft dans un état d'*appropriation*, que nous avons cru le reconnoître comme le véritable diffolvant du fer qui exifte dans le fang, & la diffolution de ce métal ainfi opérée, comme étant le principe colorant de ce fluide : d'où il réfulte, que les opérations qui ont eu lieu dans nos appareils font exécutées dans le fyftême animal par des procédés vraifemblablement différens des nôtres, car la nature a pour fes travaux une manière d'agir particulière, & fur-tout une fimplicité que l'art imite rarement.

Pour donner une explication de la diffolution du fer, telle qu'elle fe trouve dans le fang, il nous paroît néceffaire d'expofer comment s'exécute une pareille diffolution, lorfque nous opérons dans nos vaiffeaux. Si on préfente à de l'acide nitrique étendu d'eau, une petite quantité de fer à la fois, on obtiendra une diffolution de ce métal ; dès qu'elle eft parfaitement faturée, on peut y mêler de l'alkali fixe en excès, & fur le champ on verra la liqueur devenir d'une couleur rouge de fang très-foncée. L'acide nitrique, en diffolvant

le

le fer , fe décompofe en grande partie ; le métal s'unit à l'oxigène, qui eft un des principes de cet acide , & ce n'eft qu'après qu'il en eft bien faturé, que la portion d'acide non décompofée s'en empare & le diffout. L'alkali ajouté alors enlève à cet acide l'oxide de fer qui a été formé : & au lieu de le précipiter , il fe combine avec lui ; c'eft précifément au moment où s'opère cette combinaifon, que la couleur rouge fe manifefte.

La liqueur dont il s'agit contient deux combinaifons différentes : l'une eft du nitre, & l'autre un compofé formé par l'union de l'alkali fixe avec l'oxide de fer ; voilà donc de l'alkali fixe qui, en fe combinant avec le fer, lui donne de la folubilité.

Il nous paroît qu'une combinaifon femblable à la dernière fe trouve dans le fang ; mais nous obferverons que, pour l'opérer, la nature n'a pas befoin d'employer l'intermède de l'acide nitrique : il fuffit qu'un autre acide , tel que l'acide phofphorique, que beaucoup de chimiftes ont démontré exifter dans le fang , ait pu diffoudre le fer : ou même fans admettre une diffolution préalable de ce métal dans un acide, il fuffit que le fer dans le fang foit affez oxidé pour que l'alkali fixe qui fe trouve dans ce fluide devienne capable de fe combiner avec ce même métal (1). Or, on peut concevoir la poffibilité de l'oxidation du fer dans le fang , lorfqu'on connoît la grande quantité d'oxigène qui fe trouve introduit dans les poumons, par le moyen de la refpiration.

Il n'eft pas douteux non plus que la quantité de fer exiftante dans le fang ne foit fuffifante pour que, en admettant fa diffolution opérée par l'alkali fixe, il en réfulte une liqueur d'une belle couleur rouge. Nous en avons eu la preuve en diffolvant exprès , avec de l'alkali fixe , deux fcrupules de fer, qui eft la quantité qu'on a cru avoir trouvée dans une livre de fang ; la diffolution que nous avons alors obtenue étoit d'un beau rouge, & affez foncé pour colorer plus d'une livre d'eau. La maffe du fang contenue dans le corps humain a été évaluée de différentes manières , felon les bafes que l'on a

---

(1) Si, malgré nos recherches, nous n'avons pu établir d'une manière pofitive l'état où fe trouve le fer dans le fang , nous croyons avoir été plus heureux à l'égard de l'alkali qui, dans ce fluide comme dans toutes les humeurs animales, nous paroît toujours cauftique ; on doit même le confidérer comme leur fel effentiel ; il les accompagne par-tout & devient , fur-tout dans le fang , le *medium junctionis* de l'albumen avec la férofité. Peut-être fera-t-on furpris, qu'après avoir dit plus haut que l'alkali fixe étoit combiné , au moins en partie, avec l'albumen, nous lui donnions actuellement la propriété de diffoudre le fer ; mais fi l'on veut feulement faire attention que la proportion de l'alkali fixe contenu dans le fang eft plus confidérable que celle de l'albumen & du fer que renferme auffi le fang , on fera bientôt difpofé à croire à la poffibilité de l'exiftence des deux combinaifons que nous admettons.

E

prifes pour fixer cette évaluation ; mais comme , d'après le calcul
de beaucoup de phyfiologiftes, on eftime qu'un homme fain, de
moyen âge, a befoin , pour exifter, de vingt-cinq livres de fang,
il doit s'enfuivre, des expériences de *Menghini*, que dans cette
proportion , il y a foixante-dix fcrupules , c'eft-à-dire , deux onces
fept gros & un fcrupule de fer. Cette quantité , comme on voit, eft
confidérable ; auffi, dit cet auteur, il ne faut pas défefpérer qu'il
ne vienne à quelqu'un l'idée de faire fabriquer des cloux , des épées ,
& d'autres inftrumens de ce genre, avec le fer contenu dans le fang
humain (1).

Maintenant , fi nous ajoutons à ce que nous venons d'expofer,
que les alkalis fixes & le nitre mêlés au fang, augmentent fa couleur
& la rendent plus durable , & que le même effet a lieu fur la
diffolution du fer, opérée par l'alkali fixe dans l'expérience que
nous avons citée , peut-être regardera-t-on notre opinion fur la
diffolution du fer dans le fang, par l'alkali fixe, ainfi que la coloration
de ce fluide, attribuée à cette même diffolution, comme n'étant pas
tout-à-fait dénuée de vraifemblance.

Quelle que foit , au refte , l'opinion qu'on adopte fur la couleur
du fang , il paroîtra toujours conftant que le caillot eft un corps
compofé , & que la couleur rouge n'influe en rien fur fa formation ;
nous ajouterons auffi que l'oxigène joue un grand rôle dans fa
coloration, puifqu'il eft démontré que, quand on met le fang en
contact avec ce fluide aériforme , la couleur rouge augmente fenfiblement.

C'eft fans doute au changement que le fang éprouve par l'action
de la chaleur qui rapproche les parties conftituantes de ce fluide ,
lorfqu'on le deffèche, que font dues la difparition de fa couleur
rouge , & fa converfion en un noir très-foncé. Le fer alors, privé
de l'alkali qui le diffolvoit, & d'une partie de l'oxigène qui le
conftitue oxide, change d'état ; auffi , lorfqu'on le fépare avec
l'aimant, fe préfente-t-il coloré autrement que lorfqu'il étoit tenu en
diffolution.

---

(1) « *Non defefperaverim poffe ex humero etiam fanguine & clavos ,*
» *& enfes , & fermenta omni genus cudi poffe* » (*Menghini*).

Comme le fer eft le fymbole de la force, la totalité de ce que le fang
d'un homme en contient offriroit un grand degré d'intérêt aux ames fenfibles,
fi on l'employoit à éternifer la mémoire de fes talens & de fes vertus.
Becker avoit eu une pareille idée , en recommandant à l'amitié le foin de
vitrifier fes os ; mais les reftes précieux de l'humanité feroient trop fragiles,
réduits fous cette forme. Le fer deviendroit un monument plus durable de
l'exiftence ; on pourroit en frapper une médaille fur laquelle feroit gravée
l'effigie de celui auquel il auroit appartenu. De quels fentimens de vénération
feroient pénétrés les parens , les amis , les citoyens, à la vue d'une pareille
relique !

Toutes les expériences que nous venons d'expofer, faites, ainfi que nous l'avons annoncé au commencement de ce mémoire, fur le fang de bœuf, ont été répétées fur le fang de plufieurs autres animaux domeftiques, tels que le cheval, le mouton, le veau, l'agneau & le cochon ; ce fluide a offert les mêmes produits : il nous a paru feulement que la manière d'être de ces produits préfentoit des différences affez fenfibles ; par exemple, le fang du veau & de l'agneau a toujours fourni une matière fibreufe, dont la texture étoit molle, comparativement à celle du bœuf & du mouton. Le férum a auffi produit une matière albumineufe qui, par la chaleur, ne prenoit pas un degré de concrétion confidérable.

En général, nous avons cru appercevoir que l'état de fanté & de vigueur des animaux influoit fpécialement fur l'albumen, car il nous eft arrivé plufieurs fois, en examinant le fang des animaux malades, & le comparant à celui des individus de la même efpèce, bien portans, d'avoir reconnu dans cette matière des différences marquées.

En récapitulant les différentes fubftances que le fang renferme en général, nous fommes autorifés à penfer qu'elles ne fauroient provenir immédiatement des alimens dont l'animal a été nourri, puifque, malgré leur variété infinie, ce fluide, quelle qu'en foit l'origine, fournit conftamment dans l'analyfe les mêmes principes ; ils paroiffent même fi néceffaires à fa compofition, qu'il ne pourroit exifter fans leur concours ; il faut donc que la nature ait confié leur fabrication à des machines ouvrières qui, dans ce travail perpétuel, rempliffent une des principales fonctions de la vie. Ainfi, nous voyons la ftructure de chaque individu végétal, agir à-peu-près de la même manière fans l'influence directe du fol qui lui a fervi de berceau & d'appui.

En effet, on fait maintenant qu'un même carré de terre, parfaitement leffivée, & arrofée de temps à autre avec de l'eau diftillée, conferve aux plantes qu'on y a enfemencées, leurs caractères fpécifiques & indélébiles, c'eft-à-dire, aux plantes amères leur amertume ; aux fucrées, leur douceur ; aux aigrelettes, leur acide ; aux aromatiques, leur parfum ; aux vénéneufes, leur qualité *délétère*. On ne doute pas non plus que ces caractères inhérens des plantes, font d'autant mieux prononcés, que le fol réunit de moyens phyfiques & mécaniques pour les opérer, que la proportion des parties dont ils dépendent varie à raifon des agens qui ont concouru à leur développement, & du moule qui les a reçus, élaborés, affimilés, appropriés, pour créer enfin ces ordres de combinaifons nuancées à l'infini par leurs formes, par leurs propriétés, & connues fous la dénomination générique d'huile, de fel & de mucilage.

Or, quand bien même ces combinaifons exifteroient déjà toutes formées dans le fol, il n'y auroit tout au plus que leurs élémens conftitutifs qui agiroient dans l'acte de la végétation, puifque l'air & l'eau ne s'introduifent dans la texture des plantes qu'après avoir fubi également des changemens dans leur compofition. C'eft donc en vain qu'on s'eft donné tant de tourmens à chercher ces combinaifons dans les terres , dans les engrais & dans l'atmofphère, pour expliquer la caufe de leur exiftence dans les plantes.

Il en eft de même des alimens & des boiffons qui fervent à l'entretien & à l'exiftence des êtres animés, lorfqu'on a voulu rendre raifon de la transformation de leurs parties en chyle & en fang, fans changer de nature. Il faut néceffairement, avant de fubir cette transformation, qu'elles paffent par tous les périodes de la décompofition , & que les matériaux gazeux qui en réfultent fubiffent l'appropriation dans l'organe qui doit les *corporifer* & former ces principes fecondaires dans des proportions analogues à la conftitution phyfique habituelle ou viciée par quelques altérations morbifiques. Combien d'obfervations , en effet , qui prouvent que l'organifation fabrique tout-à-coup du fer, de la foude & d'autres fels, dont les fecrétions font furchargées, au point qu'on a vu des individus rendre du fer par les urines, expectorer la foude & tranfpirer des fels moyens !

Il paroît donc inutile de s'occuper déformais à chercher dans les alimens & dans les boiffons, celles de leurs parties qui doivent fervir à former du fang, de la lymphe, de la bile, &c. , comme auffi de mettre fon efprit à la torture pour expliquer par quelle voie s'infinuent dans les vaiffeaux les plus déliés de nos corps, les principes groffiers en apparence , qui entrent dans leur compofition, & comment ils pénètrent dans le torrent de la circulation. Toutes ces fubftances, après avoir éprouvé l'action de l'eftomac & des inteftins, fermentent, fe décompofent, & rempliffent la région animale de fluides aériformes, pour donner naiffance à des matières analogues, ou du moins , qui confervent le cachet de leur première exiftence, avec des modifications particulières à chaque efpèce d'individu (1).

Il y auroit beaucoup d'autres confidérations à offrir fur la formation & le changement des fubftances qui entrent dans la compofition des humeurs animales ; mais nous n'ofons pénétrer dans la profondeur de cette queftion. Il fuffit d'avoir expofé ce que le fang préfente conftamment dans l'état de fanté : voyons maintenant quelles font les lumières que l'analyfe chimique peut fournir fur les altérations morbifiques que ce fluide éprouve dans les cas défignés par le programme de la fociété, & fi ces altérations portent avec elles un

---

(1) Les différentes matières mêlées avec le fang , pour juger enfuite les effets qu'elles produifent intérieurement fur ce fluide, ne fauroient fournir aucunes vues pour faire voir jufqu'à quel point & dans quel cas il feroit poffible de les adminiftrer, avec l'efpoir de quelques fuccès. Les expériences

caractère affez diftinctif pour que l'art de guérir puiffe en tirer des conféquences pratiques.

TROISIEME PARTIE.

Déterminer, d'après des découvertes modernes chimiques, & par des expériences exactes, quelle eft la nature des altérations que le fang éprouve dans les maladies inflammatoires, dans les maladies fébriles - putrides, & dans le fcorbut.

L'objet principal de ce mémoire étant d'acquérir des connoiffances fur le fang humain, il eft inutile de dire que nous avons d'abord examiné ce fluide de la même manière que celui des animaux, & nous avons eu foin auffi de nous le procurer de fujets fains, des deux fexes, parfaitement bien conftitués, de différens âges & tempéramens. Ce travail, en quelque-forte préliminaire, étoit indifpenfable pour avoir des points de comparaifon auxquels il fût poffible de rapporter les produits du fang des malades, que nous avions à analyfer.

Nous n'entrerons pas dans de longs détails fur cet examen : il nous fuffit d'annoncer que le fang d'un jeune homme a, en général, une couleur plus vive que celui d'un fujet de moyen âge, que l'albumen contenu dans le férum n'acquiert pas autant de fermeté, que le caillot a moins de confiftance, & que la matière fibreufe n'eft pas auffi abondante ; quant aux autres produits, ils nous ont paru femblables à ceux fournis par le fang des animaux dont il a été traité dans la deuxième partie.

Il eft encore utile d'obferver que nous nous fommes abftenus, dans la comparaifon que nous avons faite du fang de différens fujets,

---

de ce genre ont eu moins pour objet d'en faire une application immédiate à la médecine, que de déterminer de plus en plus les propriétés chimiques du fang. Quand bien même on fuppoferoit que les alimens & les boiffons contiendroient les élémens du fang, ils ne peuvent paffer ainfi en fubftance dans le fang déjà formé. Ce feroit donc à tort qu'on fe flatteroit, en adminiftrant comme médicament, la bile & le fang, de fuppléer à leur défaut, puifqu'auparavant de reftituer à l'un ou à l'autre ce qui leur manqueroit, ils fe décompoferoient. Enfin, cette fameufe queftion, qui a tant excité de difputes dans la médecine, favoir fi le fang eft acide ou alkali, n'auroit pas eu lieu, fi on eût réfléchi qu'il en eft peut-être de la manière d'être des principes dans le fang en circulation, comme de certaines eaux minérales, qui charient, dans les entrailles de la terre, des matières à côté les unes des autres, malgré la tendance à fe combiner, & dont l'union n'a lieu qu'au moment où elles ont communication avec l'air libre.

do tenir compte de la quantité refpective des produits, l'expérience nous ayant appris que les inductions qu'on voudroit tirer, d'après ces calculs, feroient toujours fautives, & que ce ne feroit tout au plus que les parties conftituantes du fang de deux individus feulement ; dont nous pourrions ainfi offrir le poids comparatif : encore, la précifion n'exifteroit-elle plus le lendemain, puifque le même fang, examiné de la même manière, feroit déjà fufceptible de variations.

Au refte, il fuffit de faire attention à la multitude de caufes qui influent fur la préparation des humeurs animales, & à la diverfité incalculable des nuances dans les tempéramens, pour concevoir le peu de cas qu'on peut faire des analyfes animales comparatives, fondées abfolument fur le calcul du poids des produits. C'eft d'après cet apperçu général, que nous avons préféré porter toutes nos vues fur le véritable état des parties conftituantes effentielles du fang.

Du fang de fujets affectés de maladies inflammatoires.

Un jeune homme, âgé de vingt-fix à vingt-fept ans, fort & vigoureux, fut tout-à-coup faifi d'un point de côté, accompagné de fièvre, d'oppreffion, & d'un crachement de fang ; le médecin appelé ayant jugé que la maladie étoit de l'efpèce de celle qu'on nomme inflammatoire, ordonna la faignée ; nous recueillîmes le fang des deux premières faignées, & c'eft de ce fang dont il fera queftion dans cet article.

Au fortir de la veine, le fang avoit une belle couleur rouge ; le caillot s'eft manifefté affez promptement, & avec le temps, il s'eft féparé du férum ; on a vu auffi la furface du caillot fe recouvrir d'une couenne blanche affez folide, de l'epaiffeur d'un écu de fix livres. Lorfqu'on a jugé qu'elle avoit acquis toute fon épaiffeur, on l'a féparée de la fubftance du caillot qu'elle recouvroit ; cette fubftance étoit moins confiftante que celle que produit le fang ordinaire ; elle reffembloit affez bien à de la gelée de grofeilles rouges, qni n'eft pas fuffifamment cuite ; l'eau la diffolvoit aifément, & on voyoit en même-temps quelques molécules fibreufes fous la forme de pellicules extrêmement minces & légères, qui reftoient au fond du vaiffeau, mais bientôt s'élevoient, pour peu qu'on agitât la liqueur.

Une partie de cette fubftance du caillot, remfermé dans un nouet, & comprimé à diverfes reprifes dans de l'eau, s'eft diffoute, & a laiffé dans le nouet la matière fibreufe, en filamens femblables à celle qu'on obtient du fang d'un homme en fanté, lorfqu'on a recours au même procédé.

L'eau des lotions a été expofée enfuite à un degré de chaleur capable de la faire bouillir ; par ce moyen, on en a féparé une matière épaisse, colorée en rouge, dont les propriétés physiques n'ont pas paru différer de celles de la même matière, extraite du sang de sujets bien portans; soumise ensuite aux mêmes expériences que cette dernière substance, elle a donné des résultats semblables.

La couenne qui recouvroit la substance du caillot ayant été lavée avec de l'eau distillée, est devenue parfaitement blanche ; elle a conservé sa consistance & son épaisseur ; sa pesanteur spécifique nous a paru moindre que celle de l'eau dans laquelle on la lavoit, puis-qu'elle flottoit dans ce fluide; cette matière, après avoir été ressuyée sur du papier gris, avoit de la souplesse & de l'élasticité ; elle formoit une substance homogène à demi-transparente, qu'on pouvoit déchirer sans qu'elle présentât des fibres. Pour donner une idée de sa manière d'être, on ne peut mieux la comparer qu'à un morceau de peau blanche qui a séjourné pendant quelque temps dans l'eau.

L'eau froide ne paroît pas avoir d'action sur la couenne ; mais si on la met en digestion dans l'eau bouillante, elle se racornit & se cuit comme de la chair.

Les acides très-étendus agissent bien peu sur elle ; mais les acides végétaux, & principalement le vinaigre, la dissolvent complètement, & ces dissolutions peuvent être décomposées par l'alkali fixe.

Les alkalis fixes & volatils caustiques, mis en digestion sur la couenne, en opèrent la dissolution, tandis que les alkalis non caus-tiques n'apportent presqu'aucun changement à sa texture & à sa consistance.

Enfin, cette même matière, exposée dans un endroit humide, se putréfie assez promptement, peu à peu elle perd sa consistance, & finit par se convertir en une espece de matière puriforme si infecte, qu'il est difficile d'en soutenir l'odeur.

On a remarqué qu'on pouvoit retarder les progrès de la putréfac-tion de cette substance, en la conservant dans une eau marinée, & mieux encore dans une eau nitrée.

La dessication de la couenne se fait promptement lorsqu'on di-minue les points de contact du corps sur lequel elle est appuyée ; on y parvient aisément, en l'étendant sur l'orifice d'un bocal à large ouverture ; en moins de vingt-quatre heures, elle perd toute son humidité, & se trouve réduite à une feuille très - mince à demi-transparente & semblable à un morceau de vessie.

Cette substance, avant & après sa dessication, soumise à diffé-rentes épreuves, a donné les mêmes produits que la matière fibreuse.

Le sérum qui, comme nous l'avons dit, s'est séparé en même-temps que le caillot, étoit transparent & citrin ; sa saveur annonçoit qu'il contenoit de l'alkali fixe ; aussi, verdissoit-il le sirop violat.

L'eau bouillante, versée sur ce sérum, n'opère pas la coagulation de l'albumen, mais le mélange prend une couleur laiteuse semblable à une dissolution de savon dans l'eau.

Expofé à la chaleur du bain-marie, il a perdu fa fluidité, & s'eft converti en une matière blanche, épaiffe comme du blanc d'œuf durci, fans en avoir cependant tout-à-fait la confiftance & la continuité ; il fembloit qu'il y avoit entre fes parties une petite quantité de fluide qui s'oppofoit à leur réunion.

Cette matière contenoit du foufre, car lorfqu'on l'a fait chauffer un peu fortement dans un vaiffeau d'argent, elle y a laiffé une empreinte noire, comme cela eft arrivé par une même expérience avec du fang de bœuf.

Si on mêle de l'alkali fixe cauftique avec du férum, le mélange ne peut plus être coagulé par la chaleur, il refte conftamment fluide ; mais en ajoutant au mélange du vinaigre diftillé, la liqueur fe trouble, & on voit fe féparer une fubftance floconneufe, qui vient nager à la furface ; en même-temps il fe dégage une odeur de gaz hydrogène fulfuré très-fenfible.

Les acides ne troublent pas non plus la tranfparence du férum, lorfqu'ils font étendus ; mais concentrés, ils le coagulent. L'acide fulfurique, fur-tout, produit cet effet d'une manière très-marquée.

L'efprit-de-vin agit fur ce fluide ; à peine ces deux liquides font-ils en contact, que le mélange fe trouble & devient laiteux.

Enfin, fi on diftille à feu nu du férum, on obtient du flegme, de l'huile, de l'ammoniac fluide, de l'ammoniac concret, de l'huile, d'abord légère, & enfuite épaiffe. Vers la fin de la diftillation, la matière fe tuméfie ; & lorfque l'opération eft tout-à-fait terminée, on trouve au fond de la retorte un charbon léger, dont on a retiré d'abord du fer par le barreau aimanté, & enfuite par la lixiviation & l'évaporation fpontanée, de la foude & du muriate de foude.

Parmi les différens produits que nous a préfentés l'analyfe du fang dont nous venons de rendre compte, il en eft plufieurs qui méritent quelques obfervations, parce qu'ils offrent des caractères qu'on ne trouve pas dans le fang ordinaire ; tels font, 1°. la matière couenneufe ; 2°. l'état de molleffe du caillot que recouvre la couenne ; 3°. le défaut de continuité qu'a l'albumen féparé du férum par le moyen de la chaleur ; 4°. l'impoffibilité de concréter l'albumen, lorfqu'on verfe de l'eau bouillante fur le férum ; & enfin, la couleur laiteufe que prend le mélange.

Entre tous ces produits, la partie couenneufe eft un de ceux qui femble avoir fixé principalement l'attention des auteurs qui ont parlé du fang. L'obfervation ayant appris qu'elle ne fe manifeftoit que dans certaines circonftances, on eft convenu de regarder fa préfence comme un indice de telle ou telle autre maladie ; mais il s'en faut beaucoup qu'on foit également d'accord fur fa nature, fur fa compofition & fes propriétés. Les uns, avec *Malpighi* & *Haller*, l'ont confidérée comme formée par l'épaifliffement de la

matière

matière chyleufe & nutritive du fang ; les autres, avec *Sydenham*, penfent qu'elle doit fon origine à la partie lymphatique & fibreufe de ce fluide ; quelques-uns adoptant le fentiment de *Bordeu* & de *Robert*, regardent la couenne comme étant produite par une forte de mucilage dont le fang abonde ; plufieurs croient que les matières gelatineufe & fibreufe réunies, contribuent à fa formation, & que les différentes proportions de ces deux matières influent fur fa couleur & fa plus ou moins grande denfité. *Quefnay* & *de Sauvages* ne doutent pas que la couenne ne foit du pus déjà fait ou prêt à fe faire. *Gabert*, qui d'abord avoit adopté cette opinion, l'a enfuite abandonnée, & a fini par croire que la couenne eft un des réfultats de la matière albumineufe qui fe fépare du férum.

Cette diverfité d'opinions auroit pu nous embarraffer fur le choix de celle qui mérite la préférence, fi les expériences dont nous avons parlé plus haut ne nous avoient démontré l'analogie parfaite qui exifte entre cette fubftance & la matière fibreufe ; mais il nous reftoit encore à découvrir la manière dont s'opéroit fa féparation : voici ce que nous avons fait pour y parvenir.

Dans un vaiffeau de faïence, on a reçu du fang dans lequel on foupçonnoit que la couenne devoit fe former ; nous examinâmes avec foin ce qui alloit fe paffer. A mefure que le fang s'approchoit de la coagulation, nous vîmes fe former à fa furface les premiers linéamens de la couenne ; par le moyen d'une aiguille, nous parvînmes à en féparer quelques-uns qui fe préfentoient fous la forme de filets plus ou moins longs, ayant une forte de confiftance & une élafticité femblable à celle des filets fibreux. Nous crûmes d'abord qu'il nous feroit poffible d'opérer une femblable féparation, à mefure que la couenne fe manifefteroit ; mais le caillot s'étant formé tout-à-coup, fa furface fe recouvrit d'une pellicule qui, en très-peu de temps, devint épaiffe, & nous ôta l'efpoir de continuer l'expérience, qui, fi elle eût été pouffée jufqu'au bout, nous auroit montré le caillot dépourvu entièrement de fa couenne, & conduits à la théorie de la formation de la fubftance couenneufe ; au refte, nous allons expofer notre opinion fur ce qui fe paffe dans cette cir-conftance.

D'abord, en admettant que la couenne doit fon origine à la matière fibreufe, comme on ne peut le révoquer en doute, puifqu'elle jouit de toutes les propriétés qui appartiennent à cette matière, il eft vraifemblable que fa formation ne peut avoir lieu que parce que les molécules de la matière fibreufe, diffoutes dans le fang, tant qu'elles font douées du mouvement vital, perdent leur folubilité à mefure que le fang fe coagule ; enfuite, à raifon de leur pefanteur fpécifique, moindre que celle de leur diffolvant, elles s'élèvent à la furface où, en fe réuniffant, elles donnent naiffance au corps folide, vulgairement appelé *Couenne*. Ce qui femble juftifier cette explication, c'eſt la facilité de s'oppoſer à la formation de la couenne, en ſéparant la matière fibreuſe par le moyen de l'agitation ; les molécules de la matière fibreuſe n'étant plus alors raſſemblées ſpontanément, doivent néceſſairement ſe préſenter ſous une autre forme ; auſſi, au lieu d'une ſubſtance homogène ayant de la continuité & préſentant une ſorte de tiſſu, n'obtient-on plus que des filamens oblongs & élaſtiques, ſemblables en tout point à la matière fibreuſe.

La denſité naturelle du ſang qui fournit la couenne facilite ſans doute la ſéparation de la matière fibreuſe, & la met dans un état favorable pour ſe raſſembler comme nous la voyons, puiſque, quand on diminue cette denſité, en délayant le ſang dans l'eau, on n'apperçoit plus de couenne, ou s'il s'en forme, elle n'a plus la même conſiſtance que celle qui ſe préſente ſur le ſang tel qu'il ſort de la veine.

Pour opérer la formation de la couenne, il eſt donc néceſſaire que le ſang jouiſſe encore d'une fluidité déterminée, au-delà & en-deçà de laquelle la matière fibreuſe ne peut plus ſe ſéparer ; mais comme cette fluidité diminue naturellement à meſure que le ſang perd de ſon principe vital, il n'eſt pas étonnant qu'il reſte toujours une certaine quantité de matière fibreuſe confondue avec la ſubſtance du caillot, qu'il eſt poſſible de retrouver en lavant ce caillot dans de l'eau.

La ſéparation de la matière fibreuſe employée à former la couenne, peut encore être regardée comme la cauſe de la molleſſe que nous avons dit être naturelle à la ſubſtance du caillot. En effet, ſi, comme nous l'avons démontré ailleurs, le caillot ne doit ſa conſiſtance qu'à la préſence d'une certaine quantité de matière fibreuſe, moins la quantité de cette matière ſera conſidérable, & moins auſſi le caillot aura de la conſiſtance ; par la même raiſon, il doit être infiniment plus ſoluble dans l'eau que celui qui eſt pourvu de toute ſa matière fibreuſe.

Enfin, il paroît vraiſemblable que la matière fibreuſe, pour jouir de la propriété qu'elle a de ſe ſéparer pour former la couenne, a éprouvé, par l'acte de la maladie, une altération quelconque, inſenſible pour le chimiſte, mais bien ſenſible par ſes effets dans l'économie animale, lorſque le ſang circule dans les vaiſſeaux deſtinés à le recevoir.

Au reſte, la matière fibreuſe n'eſt pas la ſeule partie conſtituante du ſang ſur laquelle la maladie ſemble avoir exercé ſon action ; on remarque encore ſes effets d'une manière très-ſenſible dans l'albumen ; auſſi, avons-nous vu qu'elle ſe concrétoit difficilement par la chaleur, & qu'une fois ſéparée, elle n'avoit jamais cette conſiſtance & cette continuité qui appartient à cette matière, lorſqu'elle eſt

féparée , par le même moyen , du férum du fang d'un fujet en
fanté (1).

Avant de finir cet article , nous obferverons , qu'ayant examiné
le fang de plufieurs fujets affectés de maladies inflammatoires ,
nous avons fouvent obfervé des différences bien fenfibles dans les
réfultats. Quelquefois la partie couennèufe étoit très-épaiffe , quelquefois auffi elle étoit fort mince ; fouvent la partie féreufe fe féparoit du caillot en abondance , tandis que dans d'autres circonftances , cette féparation étoit plus difficile & moins abondante. Nous
avons encore remarqué des nuances dans la couleur du fang de
divers malades. Enfin, nous avons acquis la preuve la plus complète
de l'impoffibilité de trouver deux fois deux fangs parfaitement femblables ; ce qui eft facile à concevoir , fi , comme nous l'avons déjà
dit , on veut réfléchir un inftant à la diverfité des accidens qui ,
indépendamment des tempéramens propres à chaque individu , accompagnent les maladies inflammatoires , & ont une influence plus
ou moins marquée , non-feulement fur le fang , mais même encore
fur les autres fluides qui conftituent le fyftême animal.

Du fang de fujets affectés de fcorbut.

Dans le nombre des efpèces de fang dont l'examen eft propofé ,
aucun n'eft plus difficile à obtenir que celui des fujets fcorbutiques ;
on fait en effet que rarement on a recours à la faignée pour le
traitement de cette maladie , à moins qu'il n'y ait pléthore. Il a
donc fallu attendre des circonftances favorables pour nous procurer
le fang dont il s'agit.

Trois fujets malades , dont deux âgés de vingt-neuf à trente ans ,
& le troifième de quarante-fept ans , nous ont fourni le fang fur
lequel nous avons fait nos expériences ; ils avoient tous trois les
fymptômes caractériftiques du fcorbut , & le médecin ne s'eft déterminé à leur faire tirer du fang que par la raifon que des accidens
particuliers fembloient rendre la faignée néceffaire.

Le premier , par exemple , éprouvoit une douleur au côté , qui
n'avoit pas cédé à l'ufage des remèdes en pareil cas ; mais pour

---

(1) L'albumen joue un rôle plus important qu'on ne le croit dans tous les
défordres de l'économie animale ; fa difpofition fingulière à paffer à l'état
concret nous le fait regarder comme l'eau pétrifiante des anciens : en lui ,
nous voyons la coque de l'œuf , les dépôts lamelleux , les congeftions & les
incruftations , les calculs de toute efpèce , le plâtre des goutteux ; enfin , la
charpente offeufe. Qui fait fi la foude qui l'accompagne toujours , augmentant
tout-à-coup dans fes proportions , n'a pas une grande part auffi à ces produits ? Sa vive action fur les os nous fait penfer encore que leur ramolliffement
& leur diffolution font plutôt fon ouvrage que celui des acides auxquels on
a affez généralement attribué ces accidens terribles.

le fecond , & fur-tout le troifième , l'indication qui néceffitoit le
befoin de la faignée étoit une pléthore générale qui faifoit craindre
une hémorragie.

Le fang du premier avoit une couleur rouge peu éclatante , & la
coagulation a eu lieu très-promptement. En inclinant le vaiffeau, on
parvint à obtenir le férum , qui étoit légérement citrin & tranfparent ;
la quantité ne nous a pas paru plus confidérable que celle du fang
d'un malade attaqué d'une maladie inflammatoire ; fa faveur étoit
alkaline , il verdiffoit promptement le firop violat , fe mêloit aux
acides fans effervefcence & fans perdre de fa tranfparence ; cependant , les acides concentrés le coaguloient ; l'efprit-de-vin , l'éther ,
& généralement toutes les liqueurs fpiritueufes déflegmées, mettoient
auffi en évidence une matière blanchâtre, qui fe précipitoit promptement au fond du vaiffeau ; les alkalis augmentoient fa fluidité.

Expofé à une chaleur égale à celle de l'eau bouillante, ce férum
fe coagulot , mais le coagulum n'étoit pas auffi ferme que celui du
férum d'un fujet bien portant. En exprimant légérement ce coagulum,
on obtenoit une liqueur limpide & fan couleur, qui ne verdiffoit
pas le firop violat. La matière reftée dans le linge avoit toutes les
propriétés de l'albumen des efpèces de fang précédemment examinées.

Le caillot du fang , quelque temps après fa formation , a perdu
une partie de fon volume , mais en même-temps il a encore laiffé
découler une petite quantité de férum.

La furface de ce caillot ne préfentoit pas cette mouffe d'un rouge
vif & brillant qu'on remarque dans le fang ordinaire ; mais elle
étoit recouverte d'une pellicule fi mince & fi tranfparente , qu'elle
n'empêchoit pas de pouvoir diftinguer la fubftance du caillot qu'elle
recouvroit ; la ténuité de cette pellicule eft caufe qu'on n'a pu la féparer.

La confiftance du caillot nous a paru être à-peu-près la même
que celle du fang ordinaire. Par le moyen du lavage avec l'eau ,
nous avons féparé la matière fibreufe qu'il contenoit ; elle étoit en
auffi grande quantité, auffi ferme & élaftique que celle retirée des
autres fangs.

L'eau dans laquelle a été lavé le caillot eft devenue tranfparente
& très-colorée. Au moyen d'une chaleur capable de la faire bouillir,
il s'eft féparé une matière épaiffe , & cette matière n'a rien préfenté de plus extraordinaire que celle qui a été extraite des autres fangs.

Une certaine quantité de fang du même fujet a été agitée fortement au fortir de la veine , & a donné , par ce moyen , une
matière fibreufe fous la forme de filamens extrêmement élaftiques ;
le fang , après cette féparation , ne s'eft plus coagulé ; mêlé avec
tous les réactifs employés dans les autres examens , il a préfenté les
mêmes réfultats.

Le fang du fecond malade s'eft féparé de même que le précé-
dent ; mais la pellicule qui recouvroit fa furface étoit blanchâtre

& un peu épaisse ; sa consistance n'étoit pas néanmoins bien forte, puisque la moindre pression suffisoit pour la déchirer. Les petites portions qui ont été enlevées après leurs lavages dans l'eau, étoient blanches & à demi-transparentes ; elles ressembloient parfaitement à celles qu'on a aussi obtenues en agitant pendant long-temps dans l'eau froide un morceau de caillot de ce sang ; mises sur les charbons ardens, elles se sont détruites, en répandant une odeur de corne brûlée ; le vinaigre & les alkalis caustiques en ont opéré la dissolution ; l'esprit-de-vin, au contraire, leur a donné de la solidité.

Quant au sérum, nous n'avons rien vu de particulier qui méritât d'être observé.

Le sang du troisième malade étoit décidément couenneux ; à la vérité, la couenne n'étoit pas aussi épaisse que celle des maladies inflammatoires, mais elle paroissoit plus ferme que la couenne du sang du second malade dont il a été question ; nous avons eu la facilité de la laver dans l'eau sans la déchirer ; par la lotion, elle est devenue très-mince, mais elle a conservé sa transparence ; d'ailleurs, elle s'est comportée avec l'eau bouillante, les alkalis, les acides végétaux & l'esprit-de-vin, comme la matière couenneuse ordinaire ; par la dessication, elle a été réduite à une feuille si friable, que le moindre attouchement la divisoit en plusieurs parties.

Nous avons remarqué que la substance du caillot que recouvroit cette couenne, avoit une sorte de mollesse qui permettoit à l'eau, dans laquelle nous en avions agité quelques morceaux, de les dissoudre aisément ; nous avons vu en même-temps des pellicules membraneuses se séparer & se rassembler au fond du vaisseau.

Ce caillot, renfermé dans un linge, & lavé avec de l'eau, a donné, après sa dissolution, des filamens fibreux très-élastiques.

Enfin, le sérum & la partie rouge, coagulés, nous ont paru les mêmes que ceux des deux premiers sangs, dont il a été question dans cette section.

Une observation que nous avons faite sur le sang des trois sujets scorbutiques, est qu'aucun d'eux, & aucun des produits n'avoient pas cette odeur particulière qu'on remarque au sang des personnes en santé ; cette différence du principe odorant du sang, & une disposition plus ou moins marquée à former la couenne, sont les seules différences essentielles que nous ayons vues dans le sang des trois scorbutiques.

Nous nous attendions, il faut l'avouer, à trouver des caractères beaucoup mieux prononcés, sur-tout d'après ce que plusieurs auteurs ont établi sur l'état habituel du sang des scorbutiques, qui, suivant eux, est toujours plus fluide que le sang ordinaire. Persuadés que les résultats que nous obtiendrions confirmeroient cette opinion, assez généralement adoptée, ce n'est pas sans surprise que nous avons acquis la preuve du contraire, & que nous avons vu qu'à peu de

chofe près, le fang du fcorbutique jouiffoit des propriétés appar-
tenantes aux autres fangs, puifque , comme eux, il donne un caillot
qui a de la confiftance, & que la quantité de férum qui s'en fépare
ne paroît pas être plus confidérable.

D'ailleurs, nous devons faire remarquer, à l'occafion de ce
férum, que fa féparation en plus ou moins grande quantité dans
le fang des fcorbutiques, ainfi que dans celui de beaucoup d'autres
malades, dépend de plufieurs circonftances plus ou moins favorables,
qui, faute de les connoître, induifent affez ordinairement en
erreur ceux qui veulent tirer des conféquences feulement d'après ce
qu'ils voient, en examinant le fang une fois coagulé.

Il eft certain, par exemple, que dans quelques cas, le fang de
la première palette femble plus féreux que celui de la feconde, &
celui-ci plus que celui de la troifième. Dans d'autres cas, au contraire, c'eft le fang de la troifième palette qui eft plus féreux que
celui de la première. Affurément, on feroit bien dans l'erreur, fi
on avançoit, d'après cette feule obfervation, que les différentes
fractions du fang d'une même faignée font plus ou moins féreufes ;
car il eft facile de prouver que le fang de la troifième palette,
quoiqu'ayant moins laiffé féparer de férum, n'étoit ni plus, ni
moins féreux que celui de la première. En effet, qu'on retire le
caillot de la palette où le fang paroît le moins féreux, on verra
qu'il eft plus volumineux que celui de la palette qui a fourni davan-
tage de férum ; on appercevra même que fa confiftance eft moins
forte, & en le divifant par morceaux, il laiffera bientôt découler
une quantité de férum qu'il retenoit entre fes parties ; fi, enfuite,
on répète la même expérience fur le caillot du fang de la palette
qui, fpontanément, aura donné plus de férum, on verra que celui
qui s'en féparera fera en moins grande quantité. Enfin, fi on
compare la quantité de férum du fang d'une palette qui fe fépare
naturellement, & par la divifion du caillot, avec celle qui s'eft auffi
féparée par les mêmes moyens, du fang de la feconde palette, on ne
trouvera pas des différences bien fenfibles.

Cette expérience, que nous avons eu occafion de faire plufieurs
fois, a fini par nous convaincre que toutes les inductions tirées
d'après la quantité apparente du férum du fang, étoient fouvent
fautives.

L'ouverture plus ou moins grande de la veine, la vîteffe plus
ou moins confidérable avec laquelle le fang s'échappe, l'affoibliffe-
ment plus ou moins marqué des malades, la forme des vafes dans
lefquels on reçoit le fang, le mouvement qu'on ne peut fe difpenfer
de leur imprimer, font les principales caufes qui, fuivant nous,
hâtent ou retardent la formation du caillot, & font que quelquefois
il retient beaucoup de férum, tandis que dans d'autres il en laiffe
échapper une plus ou moins grande quantité.

Au refte, nous fommes éloignés de croire que, dans toutes les circonftances, le fang des malades foit également féreux ; mais ce qui n'eft plus pour nous un doute, c'eft l'erreur dans laquelle on a été jufqu'à ce jour, lorfqu'on a avancé que la fluidité du fang des fcorbutiques étoit décidément plus marquée que celle du fang obtenu dans d'autres maladies.

On nous objectera peut-être que le fang que nous avons examiné, ayant été fourni par des fujets qui, indépendamment du fcorbut, étoient affectés d'une autre maladie, & que cette maladie, portant auffi fon influence fur le fang, a dû néceffairement nous montrer ce fluide autrement qu'on l'auroit vu, fi la maladie dont il s'agit n'avoit pas exifté. Nous penfons que le raifonnement fuivant fuffira pour détruire cette objection.

Puifque, d'après les auteurs, les fymptômes du fcorbut dépendent de l'état du fang, affurément, tant que ces fymptômes fe manifefteront, on pourra croire que le fang doit fe préfenter fous un état quelconque, qui atteftera une altération produite par la maladie occafionnant ces mêmes fymptômes. Or, comme les malades dont nous avons examiné le fang, outre l'indifpofition qui avoit déterminé le médecin à les faire faigner, confervoient encore toutes les apparences qui indiquoient la préfence du fcorbut, & que même après la difparition de cette indifpofition étrangère au fcorbut, la maladie a continué à fe manifefter ; on peut en conclure que le fang de nos trois malades auroit dû fe préfenter avec plus de fluidité que le fang ordinaire, fi une fluidité plus confidérable, comme le difent les auteurs, appartient effentiellement au fang des fcorbutiques.

Une des raifons qui a contribué à faire croire que le fang des fcorbutiques étoit plus fluide que le fang ordinaire, c'eft la facilité avec laquelle il s'échappe des vaiffeaux.

Mais fi on veut réfléchir un inftant, on verra que ce qui arrive dans ce cas aux fcorbutiques dépend moins de la fluidité de leur fang, que de l'état des vaiffeaux dans lefquels il circule.

On fait en effet que, dans le fcorbut, toute l'habitude du corps des malades eft dans un état d'affaiffement, de molleffe & de flaxidité qui doit faire préfumer que les vaiffeaux, ne pouvant réfifter aux moindres efforts, doivent facilement fe déchirer & laiffer découler la liqueur qui s'y trouve renfermée. C'eft fans doute à la même caufe que font dus, non-feulement l'état fanguinolent prefque continuel des gencives, mais même encore les hémorragies par le nez qu'éprouvent quelquefois les fcorbutiques (1).

---

(1) La manière dont s'échappe le fang des fcorbutiques dans beaucoup de circonftances, nous rappelle ce qui arrive aux vieillards lorfque, par précaution, on eft obligé de les faigner ; leur fang coule lentement, & ne

Les taches bleues qu'on apperçoit fur leurs jambes proviennent peut-être encore de la même caufe. Les petits vaiffeaux fanguins, parfemés dans la partie mufculaire, venant à fe déchirer, le fang s'extravafe fous les tégumens ; & en fe coagulant, y forme des efpèces d'échimofes à-peu-près femblables à celles qui fe manifeftent à la fuite d'une contufion.

Les remèdes curatifs employés alors étant prefque toujours, ou falins, ou fpiritueux, ou aromatiques, donnent plus de ton aux parties fur lefquelles on les applique, & par conféquent, doivent néceffairement prévenir ou faire difparoître ces fortes d'accidens, ce qui pourroit faire dire avec affez de vraifemblance, que, dans cette circonftance comme dans beaucoup d'autres, la pratique a été plus heureufe que la théorie.

Une obfervation faite fur le fang des fcorbutiques, rendu par les voies urinaires, d'après laquelle il eft conftant que ce fang ne forme pas de caillot, a pu faire croire, il eft vrai, à la plus grande fluidité du fang de ces malades ; mais il fuffit de favoir que l'urine, fluide très-aqueux, & qui contient de plus quantité de matières falines, doit, par ces deux raifons, s'oppofer à la production du coagulum ; ce qui s'accorde parfaitement avec ce qui a été dit dans ce mémoire, lorfque nous avons rapporté les experiences d'*Hewfon*, fur des mélanges des fels avec le fang.

Examen du fang de fujets affeclés de maladies fébriles-putrides.

Les maladies fébriles-putrides ont plufieurs caractères bien marqués qu'il eft aifé de faifir ; mais avant que le médecin puiffe les recueillir, il fe paffe plufieurs jours, pendant lefquels divers accidens fe manifeftent, fe fuccèdent, fe croifent, & laiffent dans une forte

---

fait jamais l'arcade comme chez les jeunes gens ; cet effet, fans doute, doit être auffi attribué à la flaxidité des vaiffeaux, dont l'âge a détruit le reffort ; auffi, obferve-t-on dans bien des cas, que les vieillards finiffent prefque toujours leur carrière par des maladies qui ont une forte d'analogie avec le fcorbut.

C'eft aux médecins qui liront ce mémoire à vérifier fi notre obfervation eft fondée, & s'affurer fi ces principes délétères, qu'on s'eft plu fi long-temps à admettre dans le fang, telles que, acrimonie, acidité & diffolution, & autres expreffions de cette efpèce, peuvent fervir de fondement à toutes ces théories admifes dans les écoles, & qu'il eft peut-être temps de faire difparoître.

C'eft encore aux médecins à s'affurer fi, au lieu de ces remèdes relâchans fur lefquels on infifte très-fouvent, il ne feroit pas préférable de donner aux vieillards & aux fcorbutiques des toniques ; que l'on voit réuffir fans que la plûpart de ceux qui les prefcrivent fe doutent du pourquoi.

Ces vues offrent un beau champ à la médecine clinique.

d'incertitude

d'incertitude qui empêche de prononcer fur l'efpèce de maladie qui doit fe développer.

Cependant, depuis le moment que le malade commence à être affecté, jufqu'à celui où la maladie eft connue, il arrive fouvent que différentes indications déterminent le médecin à prefcrire la faignée ; alors, le fang qu'on obtient ne peut pas être regardé comme appartenant à une maladie fébrile-putride, puifqu'en effet cette maladie n'eft pas encore caractérifée.

Ce n'eft donc que quand la maladie n'eft plus équivoque, qu'on peut fonger à examiner le fang, pour y découvrir les altérations préfumées ; mais malheureufement encore à cette époque, il n'eft pas rare de voir d'autres fymptômes fe montrer ; & au lieu d'une maladie fébrile-putride, c'eft une maladie compliquée.

Enfin, on fait que, lorfque la maladie fébrile-putride eft dé-cidément reconnue, & que d'autres caractères étrangers à cette maladie ne viennent pas s'y joindre, le médecin alors ne fait plus faigner, mais qu'il a recours à des moyens curatifs, dont l'expé-rience lui a fait connoître les avantages.

Effrayés des difficultés qu'on rencontre pour obtenir du fang dans les maladies qui ne font que fébriles-putrides, plus d'une fois nous avons été tentés d'abandonner un travail auquel nous nous étions d'abord livrés avec ardeur, parce que nous efpérions obtenir des éclairciffemens utiles à l'art de guérir. Cependant, nous fommes parvenus à vaincre ces difficultés ; & encouragés par des médecins qui ont bien voulu feconder nos recherches, nous avons continué de fuivre la carrière dans laquelle nous étions entrés, en prenant, toutefois, les précautions dont nous rendrons compte dans un moment.

Quoique les caractères qui indiquent l'exiftence d'une maladie fébrile-putride, comme on vient de le dire, ne foient bien marqués qu'à une certaine époque, on fait cependant que, dans le moment de l'invafion de la maladie, il y a quelques fignes précurfeurs qui, s'ils ne déterminent pas toujours le médecin à prononcer fur la nature de la maladie qui fe développera, fuffifent cependant pour lui faire preffentir ce qui doit arriver.

C'eft précifément le fang de fujets qui, dès les deux premiers jours, avoient été jugés devoir être attaqués d'une maladie fébrile-putride, que nous avons choifi pour l'objet de nos expériences.

Plufieurs de ces malades ont été guéris fans que la maladie putride fe foit développée ; mais chez d'autres, elle s'eft déclarée telle que le médecin l'avoit prévue.

Le fang de ces malades, pris auffitôt qu'on a pu le faire, & dans les mêmes circonftances, ne s'eft jamais montré femblable. Tantôt les premières faignées ont fourni un fang très-couenneux ; tantôt la couenne étoit peu confidérable, quelquefois elle n'exiftoit

pas du tout ; souvent auffi nous avons remarqué que le férum fe
féparoit facilement du caillot ; mais plus fouvent encore, nous avons
vu que cette féparation étoit plus difficile.

Nous avons eu lieu auffi d'obferver des différences dans la confiftance, le volume & la couleur du caillot. Les feconde & troifième faignées ont préfenté les mêmes variétés. Enfin, la quatrième
faignée, qui a été faite à quelques-uns de ces malades, au moment
ou très-près du moment qui a précédé le développement de la
maladie dont il s'agit, ne nous a pas laiffé appercevoir des caractères particuliers extérieurs, autres que ceux que nous avons quelquefois remarqués dans la première & la feconde faignée.

Nous avons examiné enfuite le fang de quelques malades, obtenu
après le développement décidé de la maladie fébrile-putride, & ce
fang ne nous a pas paru différer de celui que nous avions vu auparavant.

D'après ces premières obfervations, nous paffâmes à l'analyfe :
pour cet effet, le fang de tous les malades, dont il vient d'être
queftion, fut foumis fucceffivement aux mêmes expériences employées à l'examen des différentes efpèces de fang qui nous ont
occupés dans cette troifième partie ; les produits obtenus n'ont rien
préfenté de particulier, c'eft-à-dire, que quand nous avons opéré
fur du fang qui avoit produit beaucoup de couenne, on eft venu
à bout de la féparer, & qu'elle a paru femblable à celle du fang
de maladies inflammatoires, la fubftance du caillot, recouverte par
la couenne, avoit auffi fort peu de confiftance & fe diffolvoit aifément dans l'eau, & fa diffolution étoit coagulée par l'action de
la chaleur, de l'efprit-de-vin & de quelques acides concentrés ;
les alkalis fixes & volatils, au contraire, s'oppofoient à fa coagulation, & exaltoient fingulièrement fa couleur.

Le férum expofé à la chaleur du bain-marie eft bientôt devenu
concret, & d'ailleurs, s'eft comporté en tout comme le férum du
fang des maladies inflammatoires.

Paffant enfuite fucceffivement en revue le fang couenneux &
celui qui ne l'étoit pas, nous avons reconnu, après un travail long
& faftidieux, que, foit que la fièvre putride ne fût pas encore
déclarée, foit qu'elle le fût complètement, foit enfin qu'elle
parût compliquée, il étoit conftant que l'analyfe chimique ne
laiffoit pas appercevoir dans le fang obtenu dans ces différentes
circonftances, aucun fiége, aucun foyer d'altération, autres que
ceux obfervés dans le fang des fujets affectés de maladies, fans être
fébriles-putrides.

La diftillation au bain-marie, du fang de ces malades, eft un des
moyens fur lequel nous avons cru devoir infifter.

Le principe de la putridité, qu'on pouvoit fuppofer dans quelques-
uns, nous avoit fait croire que fi véritablement cette fuppofition

étoit fondée , le produit de la diftillation donneroit des preuves de l'exiftence de l'alkali volatil ou ammoniac, réfultat qui , comme on fait , eft toujours celui que fourniffent les matières dans lefquelles la putridité eft développée.

Cependant, au lieu de retirer le produit fur lequel nous comptions, nous n'avons eu qu'un fluide clair fans couleur , ayant une odeur & une légère faveur de fang , ne verdiffant pas le firop violat , & ne fe comportant pas comme une liqueur dans laquelle il y auroit de l'alkali volatil.

Curieux auffi de favoir fi le fang obtenu d'un malade que le médecin avoit jugé être attaqué d'une fièvre putride , feroit plus prompt à fe putréfier qu'un autre , nous avons mis en comparaifon du fang de ce malade avec celui d'une perfonne en bonne fanté ; les deux vaiffeaux qui contenoient ces deux fluides , après avoir été choifis de même matiére , de même forme & d'une contenance égale , ont été placés dans le même endroit & à la même température ; on a obfervé enfuite avec foin ce qui devoit fe paffer.

A la fin du fecond jour, les deux fluides ont commencé à exhaler une odeur défagréable ; le quatrième jour , l'odeur étoit putride , & le huitième jour , elle n'étoit plus fupportable. La marche de la putréfaction , dans le fang des deux fujets , a été à-peu-près la même ; du moins, elle nous a paru telle.

Que conclure de tout ce qui précède ? Rien autre chofe , felon nous , finon que dans les maladies putrides , le principe de la putridité n'exifte pas dans le fang , ou que s'il s'y trouve , il eft tellement enveloppé , qu'on ne fauroit le reconnoître , ni par des propriétés particulières , ni par des altérations produites fur le fluide préfumé le contenir.

Il s'en faut bien , au refte , qu'il en foit du fang comme de la matière de la fueur , de l'urine , & généralement de toutes les humeurs excrémentitielles , qui , dans les fièvres putrides , ont toujours un caractère de putridité extérieur fi marqué , qu'il n'eft pas néceffaire d'invoquer des expériences pour le reconnoître.

Cet état même des excrétions ne fembleroit-il pas indiquer que ce font elles qui contiennent fpécialement le levain, le principe putride , & que , dans le degré d'altération où elles font parvenues alors , leur féjour plus ou moins long dans l'individu malade , fuffit pour déterminer le défordre d'où réfulte la maladie , tandis que le fang , ne participant nullement à cet état , conferve toujours la manière d'être qui lui eft particulière ?

Ne peut-on pas croire , enfin , que fi quelquefois le fang , dans cette efpèce de maladie , diffère de celui d'un fujet bien portant , les différences qu'on y remarque ne font pas celles qu'on obferveroit, s'il contenoit réellement un principe auffi étranger à fa compofition, que le peut être le principe de la putridité ?

RÉSUMÉ GÉNÉRAL.

Il paroît, d'après nos expériences, que le sang en général est composé de neuf parties principales : la partie odorante, la matière fibreuse, l'albumen, le soufre, la gelatine, la partie rouge, le fer, l'alkali ou la soude ; enfin, l'eau. A l'égard des sels neutres qu'on y trouve, ils sont pour ainsi dire étrangers à ce fluide, puisqu'il est constant qu'il peut exister sans eux, & que ce n'est qu'à des circonstances particulières qu'est due leur présence.

Les proportions de ces parties varient à l'infini, suivant l'âge, le tempérament & la manière de vivre des individus ; toutes ont des caractères qui leur appartiennent essentiellement avec des nuances particulières, souvent difficiles à saisir.

1°. *Partie odorante.* Dans le sujet sain, cette partie est très-sensible, sur-tout lorsque le sang est nouveau ; peu-à-peu elle s'affoiblit à mesure qu'il s'altère ; & disparoît entièrement dès que la putréfaction est établie.

Dans le sang de l'individu malade, la partie odorante est décidément moins marquée ; il est même vraisemblable que, dans certains cas, elle doit être presque nulle.

Il paroît que son affinité avec le sérum est moindre que celle qu'elle a avec le caillot, car ce dernier la conserve toute entière pendant quelque temps, tandis que le sérum parfaitement séparé en est dépourvu.

Nous avons trouvé une analogie assez sensible entre la partie odorante du sang & celle des végétaux, puisque l'une & l'autre, indépendamment de leur action sur l'organe de l'odorat, sont encore solubles dans l'air, dans l'eau & dans les liqueurs spiritueuses.

2°. *Matière fibreuse.* Elle nous paroît être dans le sang, sinon en dissolution, au moins, dans un état de division extrême. Un mouvement rapide, imprimé à ce fluide au sortir des vaisseaux, suffit pour en opérer la séparation, ou bien, on peut l'obtenir en l'étendant dans une certaine quantité d'eau ; dans le premier cas, la matière fibreuse se présente sous la forme de filamens adhérens ensemble, d'où résulte un corps qui a de l'élasticité ; dans le second cas, au contraire, elle se précipite sous la forme de pellicules membraneuses ; mais toutes deux, traitées par les agens chimiques, donnent constamment les mêmes résultats, qui sont ceux qui appartiennent à la plûpart des matières animales.

Dans les jeunes animaux, la matière fibreuse semble avoir moins de tenacité ; dans l'individu adulte, la tenacité de cette matière est plus sensible ; mais soit dans le sujet malade, soit dans celui qui jouit d'une bonne santé ; jamais on n'obtiendra d'autre différence

que celle qui tient à l'âge ; auffi , la matière fibreufe du fang des
fcorbutiques, des maladies putrides & inflammatoires reffemble-t-elle,
à fort peu de chofe près , à celle qu'on a féparée du fang d'une
perfonne faine, vigoureufe & de moyen âge.

C'eft encore la matière fibreufe qui contribue à la formation du
caillot , formation attribuée long-temps à la perte de la chaleur
naturelle du fang , & qui n'eft véritablement que le réfultat de
la contraction qu'éprouve cette matière en perdant le principe
vital.

3°. *Partie rouge.* Elle varie infiniment par fes nuances, à raifon
d'une foule de circonftances incalculables. Affez généralement , on
remarque que la couleur du fang des jeunes fujets eft vermeille ,
tandis que le fang de ceux qui font avancés en âge eft plus
foncée.

On fait encore que le fang veineux eft d'un rouge moins vif que
le fang arteriel, & qu'il y a auffi , dans la couleur de l'un & de
l'autre , des nuances très-nombreufes.

Quelles que foient les tentatives que nous ayons faites, il ne
nous a pas été poffible d'extraire la partie colorante , de manière
à l'avoir entièrement dégagée de tout corps étranger ; il paroît que
prefque toujours elle eft accompagnée d'une certaine quantité d'albumen , avec lequel elle a un rapport décidé. La conformité de
leur folubilité dans l'eau , & leur infolubilité dans l'efprit-de-vin,
ainfi que dans les autres menftrues , eft la caufe qui , fans doute ,
s'oppofe à leur féparation, & empêche qu'on ne puiffe acquérir ,
fur la partie rouge du fang, toutes les connoiffances qu'on pourroit
fe procurer , fi on avoit la faculté de l'obtenir feule & à
part.

Nous croyons cependant que le fer joue un grand rôle dans la
coloration du fang , & que fa diffolution eft opérée, dans ce
fluide , par l'intermède de l'alkali fixe , analogue à celui de la
foude.

4°. *Le fer.* C'eft une chofe vraiment remarquable , qu'il n'y ait
que la partie rouge du fang qui contienne du fer ; ce métal , d'après
les expériences citées , paroît être tenu en diffolution à la faveur
de l'alkali , & c'eft cette diffolution qui , comme on vient de le
dire , produit la couleur rouge. Mais que devient le fer, en quittant
le fang ? la chimie n'a pas encore pu répondre à cette queftion.

Quoi qu'il en foit , il paroîtra toujours bien extraordinaire que
la fubftance mufculaire, qu'on s'accorde à regarder comme entièrement produite par le fang , ne contienne pas le moindre atôme
d'un métal qui exifte dans un fluide qui fert à former cette même
fubftance.

5°. *L'albumen.* Tant que le fang n'a pas fubi d'altération , cette
matière particulière refte en diffolution dans le férum ; mais pour

peu que ce fluide fe décompofe, elle fe fépare en deux parties ; l'une s'unit à la férofité, & lui donne une forte de lintefcence ; l'autre, au contraire, fe joint à la matière fibreufe & à la partie colorante. Comme fon rapprochement, alors, n'a pu avoir lieu que par la perte d'une certaine quantité d'eau qui la diffolvoit, elle prend de la confiftance & la partage avec les deux corps où elle fe trouve mêlée.

C'eft le rapprochement de l'albumen qui contribue à la formation du caillot au moyen de la matière fibreufe. Il convient de remarquer que, comme dans cette circonftance le rapprochement de l'albumen a lieu fpontanément & fans le fecours de la chaleur, il ne peut pas avoir perdu la propriété d'être foluble dans une nouvelle quantité d'eau ; c'eft ce qui fait auffi que le caillot peut fe diffoudre entièrement dans l'eau, tandis que l'albumen, féparé par la chaleur ou les acides, n'eft plus foluble dans les fluides aqueux.

La foude ou l'alkali fixe contribue, à ce qu'il paroît, à la folubilité de l'albumen, qui fe fépare avec la férofité. Ces deux corps font dans une forte de combinaifon peu intime, à la vérité, puifque la chaleur, l'efprit-de-vin, & certains acides peuvent la détruire, & mettre en évidence l'albumen, qui auffitôt perd la propriété d'être foluble dans l'eau.

Lorfqu'on compare l'albumen du fang avec celui du blanc d'œuf & des autres fluides animaux, on les trouve parfaitement femblables ; ils jouiffent, du moins, des mêmes propriétés, & on y trouve du foufre, dont on peut manifefter la préfence par les procédés que nous avons indiqués.

De toutes les parties conftituantes du fang, l'albumen eft celle dans laquelle nous avons cru appercevoir quelques altérations, lorfque nous avons examiné le fang des malades. Elle devenoit principalement fenfible lorfqu'on faifoit chauffer le férum qui la tenoit en diffolution ; jamais alors elle n'acquéroit cette concrétion complète dont elle jouiffoit toujours lorfque nous opérions de la même manière fur le férum du fang d'un fujet bien portant. Il fe féparoit une certaine quantité de liqueur qu'il étoit facile de retirer par la fimple décantation. Nous ajouterons cependant que la remarque que nous avons faite à cet égard, n'a pas été particulière à telle ou à telle autre maladie ; du moins, n'avons-nous pu, malgré toutes les précautions, obtenir de différences affez fenfibles pour en tenir compte.

6°. *Le foufre.* Il eft difficile de déterminer l'état où fe trouve le foufre dans l'albumen ; mais il paroît bien démontré qu'il eft une de fes parties conftituantes. Au refte, comme on l'a obfervé dans ce mémoire, le foufre femble jouer un grand rôle dans l'économie animale, puifqu'indépendamment de celui qui eft dans l'albumen du fang, on en trouve auſſi dans la bile , dans le cerveau , & généralement dans toutes les humeurs qui contiennent de l'albumen. Son état , dans ces différentes ſubſtances , eſt peut-être différent de celui où il eſt dans le ſang ; mais aucunes recherches n'ont été faites à ce ſujet. Cependant, il ſeroit utile que quelqu'un voulût s'y livrer , car , ſans doute , les réſultats qu'elles produiroient ſerviroient à éclairer les phyſiologiſtes, & les conduiroient à l'explication de certains phénomènes dont, juſqu'à ce jour, il a été impoſſible de rendre raiſon.

7°. *Alkali fixe ou ſoude.* Cet alkali accompagne toujours le ſang ; ſa quantité eſt aſſez conſidérable pour l'obtenir aiſément ; une de ſes principales fonctions eſt ſans doute de favoriſer la diſſolution de corps qui , ſans ſon action, reſteroient inſolubles , tels que le fer & l'albumen. Il eſt vraiſemblable auſſi que ſon uſage eſt plus étendu , vu ſa tendance à la combinaiſon , & la propriété qu'il a de la communiquer aux corps avec leſquels il ſe trouve réuni.

Il ſeroit difficile de prononcer d'une manière poſitive ſur l'origine de l'alkali fixe contenu dans le ſang ; mais nous préſumons qu'il eſt un des produits de l'animaliſation. Il faut en dire autant du fer , du ſoufre & des ſels moyens que le ſang , dans tous les états, nous a fournis.

8°. *La gelatine.* Pluſieurs phyſiologiſtes très - célèbres ont penſé , que le ſang contenoit une certaine quantité de cette matière. Rouelle & d'autres chimiſtes , après l'avoir cher-chée inutilement , ont aſſuré qu'elle n'exiſtoit pas. Cependant , Fourcroy aſſure être parvenu , à l'aide de procédés dont nous avons rendu compte , à l'obtenir ſeule & dégagée de tous corps étrangers. Les fluides aqueux étant le diſſolvant naturel de cette matière , on conçoit que le ſérum doit l'entraîner avec lui ; elle reſte confondue alors avec l'albumen , la ſoude & les ſels neutres ; mais elle s'en ſépare aiſément lorſqu'on fait coaguler le ſérum. Le moyen pour l'obtenir , comme nous l'avons démontré , ne laiſſe plus le moindre doute ſur ſon exiſtence.

La quantité de gelatine contenue dans le ſang eſt peu conſidé-rable , & c'eſt peut-être pour cela qu'on a été ſi long-temps à la dé-couvrir. Il eſt vraiſemblable qu'à meſure qu'elle ſe forme , il s'en ſépare une partie qui , avec la matière fibreuſe , eſt deſtinée à la formation de la ſubſtance muſculaire.

Hippocrate & Bordeu ne ſe trompoient donc pas , lorſqu'ils diſoient que le ſang étoit de la chair fondue & coulante , puiſqu'on trouve dans ce fluide les deux mêmes matières qui conſtituent la chair.

Il paroît que l'état morbifique n'influe pas ſur la gelatine , car nous l'avons trouvé jouiſſant de toutes ſes propriétés dans les différens ſangs que nous avons examinés.

9°. *L'eau.* La fluidité du ſang dépend eſſentiellement de l'eau qu'il contient ; elle facilite le mouvement des corps qui le conftituent, & les rend propres à entrer dans la compofition des différentes parties à la formation defquelles elle concourt. Si l'eau eft un compofé d'hydrogène & d'oxigène, ainfi qu'on le croit actuellement, on doit préfumer que, dans le fyftême animal, elle fe forme continuellement, & qu'indépendamment de la quantité qui eft néceffaire pour donner de la fluidité au fang, il y en a une autre quantité qui fe décompofe pendant l'acte de la circulation, & que les réfultats de fa décompofition contribuent à réparer les pertes préfumées fe faire, foit en matière fibreufe, foit en albumen.

Le fang ne contient pas toujours une égale quantité d'eau ; auffi, fa fluidité n'eft-elle pas toujours la même ; mais ce qu'il y a de conftant, c'eft que de fa plus ou moins grande fluidité, on ne fauroit tirer la moindre conféquence fur l'état fain ou fur l'état morbifique du fujet dont on examine le fang, puifque, d'après des expériences comparatives fur le fang de l'un & de l'autre état, nous avons obfervé des variations infinies.

Nous le répétons en terminant ; tout concourt à démontrer que les différentes parties conftituantes du fang appartiennent à ce fluide, & qu'elles font le produit de l'animalifation. Le règne animal a donc, comme le règne végétal, le pouvoir de créer de l'efprit recteur, des huiles effentielles, des huiles graffes & des réfines ; des alkalis, des acides, des fels effentiels, des fels moyens & des terres ; de l'albumen & de la gelatine, de la matière fibreufe, du foufre & du fer. Mais quel eft cet art fublime qui produit toutes ces combinaifons ? Par quel mécanifme ces tranfmutations, ces affimilations, ces modifications s'exécutent-elles continuellement & avec tant d'harmonie dans l'économie végétale & animale ? voilà des fecrets que la nature ne nous a pas encore permis de pénétrer ; en un mot, ce font des problêmes de la végétation & animalifation qui reftent à réfoudre.

De l'Imprimerie de BOISTE, rue Haute-Feuille, N°. 21.